U0677118

好好吃饭 越吃越瘦

营养师
齐小明
—— 编著 ——

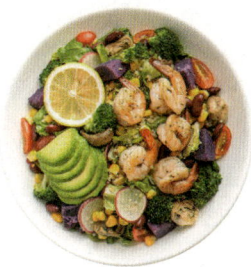

团结出版社
UNITY PRESS

© 团结出版社，2025 年

图书在版编目（ＣＩＰ）数据

好好吃饭　越吃越瘦 / 齐小明编著 . 一北京：团
结出版社 , 2025. 4. 一 ISBN 978-7-5234-1738-6

Ⅰ . R247.1

中国国家版本馆 CIP 数据核字第 2025T4H188 号

责任编辑：张晓杰
封面设计：异一设计

出　版：团结出版社
　　　　（北京市东城区东皇城根南街 84 号　邮编：100006）
电　话：（010）65228880 65244790
网　址：http://www.tjpress.com
E-mail：zb65244790@vip.163.com
经　销：全国新华书店
印　装：河北盛世彩捷印刷有限公司

开　本：145mm×210mm　32 开
印　张：6.25　　　　　　　　字　数：120 千字
版　次：2025 年 4 月 第 1 版　　印　次：2025 年 4 月 第 1 次印刷

书　号：978-7-5234-1738-6
定　价：69.00 元

（版权所属，盗版必究）

营养师齐小明
帮BOSS姐姐瘦了60斤
越吃越瘦的指南

A secret diet: eating better and getting thinner

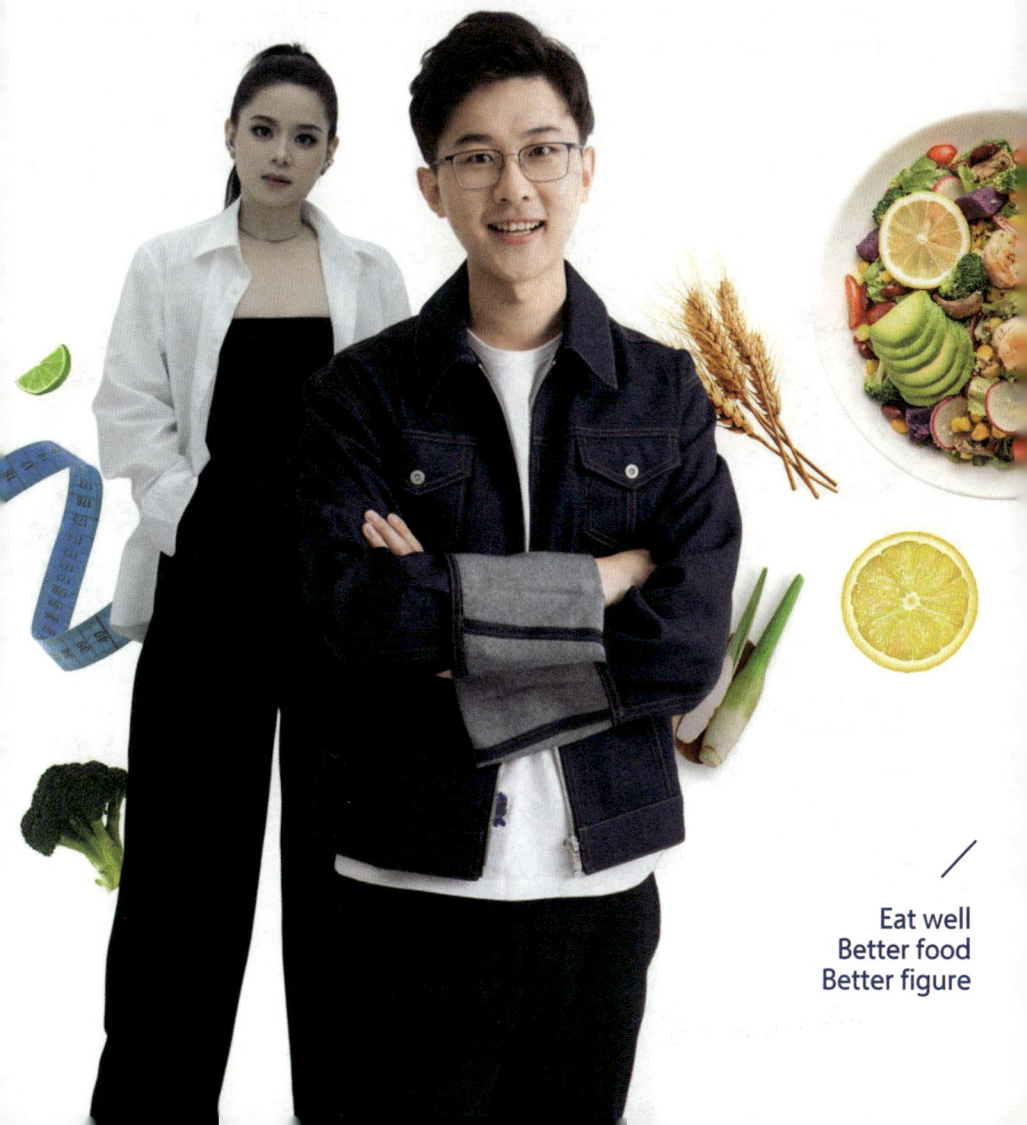

Eat well
Better food
Better figure

你好，我是一位大健康领域的从业者，专注于通过科学的饮食调理、营养平衡、减肥管理等方面帮助个人保持健康、减脂和实现美丽蜕变。我的工作理念不仅限于减肥，而是提倡通过合理饮食和健康生活方式，帮助大家长期维持理想体重，改善身体健康，提升生活质量。

Hello, I am a practitioner in the field of health, specializing in helping individuals to keep healthy, lose fat, and become more charming through scientific diets, nutrient balance, and weight loss managements. My target goes beyond weight loss, I hope I can help people with maintaining ideal body weight, improving their health, and living a better life by keeping scientific diets and healthy lifestyles.

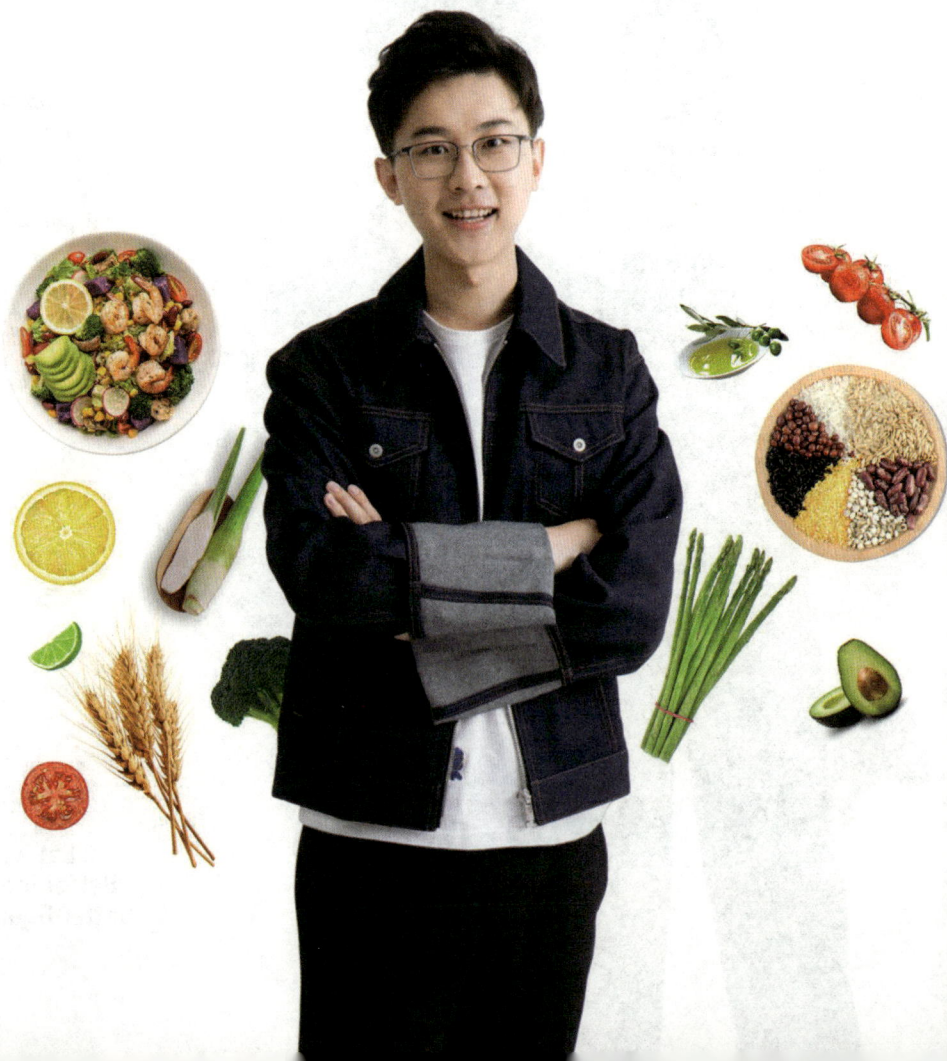

/目 录

/ 前言：我与 BOSS 姐姐的故事

我是谁？

我是一位大健康领域的知名营养专家，专注于通过科学的饮食调理、营养平衡、减肥管理等帮助个人保持健康、减脂和实现美丽蜕变。我的工作理念不仅限于减肥，而是提倡通过合理饮食和健康生活方式，帮助客户长期维持理想体重，改善身体健康，提升生活质量。

我的核心理念是"减肥不仅仅是瘦身，更是塑造一种健康的生活方式"。我强调科学营养、个性化的减肥方案和循序渐进的健康管理，通过具体、实际的饮食搭配和运动计划，帮助大家逐步调理身体代谢，避免反弹，长期保持健康和美丽。

我在减肥领域的工作方法受到广泛认可。我的食谱、运动建议和平台期应对技巧深入人心。我不仅注重饮食调节，还强调心理支持和动力保持的重要性，认为健康是心理与身体的双重平衡。我曾帮助无数像BOSS姐姐这样的肥胖人士成功减脂并保持下来，我也希望能成为许多女生健康减肥的引路人。

我不仅是一位在减肥方面的指导者，更是一位在健康生活方式推广领域的倡导者。我希望通过自媒体平台分享专业知识，制订简单易操作的饮食方案和健身计划，帮助广大的女性读者塑造健康的体态，培养良好的生活习惯。

随着电影《热辣滚烫》的热播，贾玲的励志瘦身故事成为大家热议的话题。这位曾经给我们带来无数欢笑的演员，通过努力减重，让人们看到她在外形上的巨大转变。贾玲的故事不仅感动了无数观众，也激励了更多人重新审视自己的健康问题，渴望找到既科学又有效的减肥方式。

看着越来越多的人在讨论减肥，我深刻感受到大家对健康和美丽的追求变得更加理性了——减肥不再是单纯为了变瘦，而是为了获得一个更健康、更自信的自我。作为一名营养师，我深知减肥面临的挑战，市面上的各种减肥方法让人眼花缭乱，但很多时候它们并不真正有效，甚至可能对身体有害。因此，我决定写这本书，希望利用我的专业知识和经验，帮助大家找到健康、科学的减脂方式，让每一个人都能实现"越吃越瘦"的梦想。

这本书的灵感来源于BOSS姐姐的真实减肥故事。BOSS姐姐是一位工作繁忙、应酬不断的职业女性，曾经历过体重飙升的困扰，体重一度达到165斤。她试过各种"速效减肥法"，但无一例外地都以失败告终。后来，她决定进行科学的饮食调整和合理的运动，开启了一段不寻常的减脂之旅。经过长期的坚持与努力，她瘦了60斤，恢复了自信与活力。

这段旅程并不轻松，但正因为如此，才显得更加珍贵和真实。我根据BOSS姐姐的减肥历程，整理出了实用的减脂工具书。书中的每一个食谱、每一套运动方案，都是基于她的实际情况和个人需求设计的，力求帮助每一位渴望健康减脂的人找到适合自己的减脂方式。

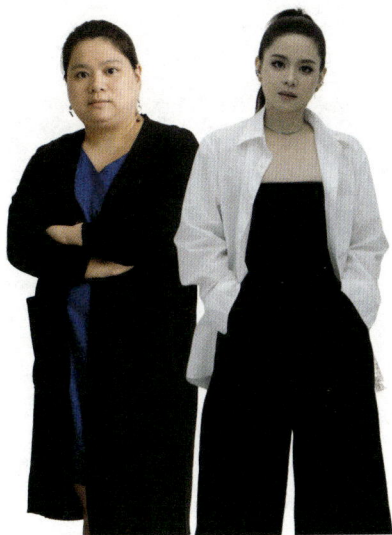

　　我希望这本书不仅能为你提供科学有效的减肥工具，更能为你带来持久的动力和信心。无论你是刚开始减肥，还是已经遇到坎坷，我都相信通过正确的方式，你可以**越吃越瘦**，**越吃越健康**。这是我的愿望，也是我写这本书的初衷。

　　让我们一起踏上这段属于你自己的健康之旅！

01

第一章

为什么越吃越瘦？
营养与体重的神奇联系

你有没有发现，减肥并不是简单的"管住嘴、迈开腿"？

过去几十年，很多人尝试了各种减肥方法，结果往往是：要么中途放弃，要么体重迅速反弹。原因很简单——人类身体进化的目的并不是挨饿，而是生存和储存能量。

这一章将从科学的角度深挖我主张的"越吃越瘦"的核心理念，揭示传统减肥观念的误区，教你通过正确的饮食与营养管理，让身体自然而然地进入"瘦身模式"。

＞ 1.1　你身体的燃料系统：不是吃得少就一定瘦

燃料与燃烧：我们的身体就像一台引擎，食物是燃料。很多人误以为少吃就消耗少，这样就会瘦。其实不然，减肥的关键在于提供适合燃烧的"优质燃料"，而非减少"燃料供应"。

人类通过长期进化，形成了高度复杂的代谢系统。在食物匮乏的环境下，人体会将摄入的多余能量储存为脂肪，以备不时之需。但现代社会，食物丰富且容易获取，而人类的"节能模式"进化得不够快，于是摄入的多余的热量就成了脂肪。

误区1：少吃碳水化合物能减肥。实际上，碳水化合物是身体和大脑的首要"燃料"来源，特别是复合碳水化合物。拒绝碳水化合物不仅会影响代谢，还会导致身体进入"节能模式"，储存更多脂肪。

误区2：只吃少量食物能减肥。当减少食物摄入时，身体进入"饥荒期"，会降低代谢率，最终导致体重无法进一步下降。

＞ 1.2　营养密度：每一口都值得

营养密度指的是能量与营养素的含量，食品中以单位热量为基础所含重要营养素（维生素、矿物质和蛋白质）的浓度。我们之所以称某些食品为"垃圾食品"，通常是因为这些食品热量高但营养素低，如精制糖类和饱和脂肪酸含量高的零食、甜点等。而"越吃越瘦"的秘诀之一，就是提高饮食的营养密度——吃得好，才能瘦。

高营养密度食物：深色绿叶蔬菜、鱼类、瘦肉、豆类、全谷物。

低营养密度食物：油炸食品、含糖饮料、精制谷物。

实际操作：摄入高营养密度的食物，不仅可以保持饱腹感，还能提高代谢速度。更重要的是，这样的饮食模式不会让你感觉"少吃"或"挨饿"，反而在享受美食的同时自然地控制了热量摄入。

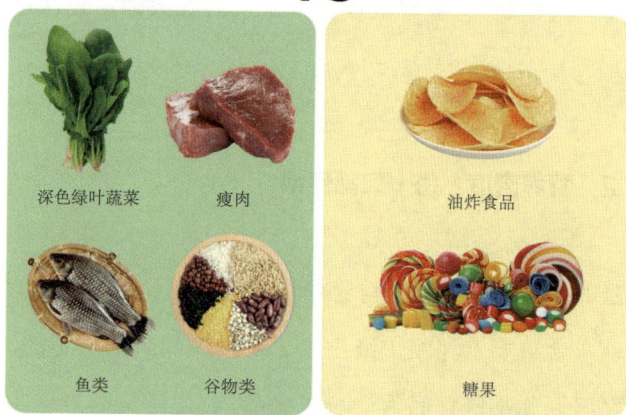

高营养密度食物 **VS** 低营养密度食物

深色绿叶蔬菜　瘦肉

油炸食品

鱼类　谷物类

糖果

＞ 1.3　基础代谢率：脂肪燃烧的引擎

基础代谢率是指人体处于基础代谢状态下，每小时每千克体重（或每平方米体表面积）的能量消耗。基础代谢率的高低决定人体每天能"燃烧"多少热量，即使什么都不做。**身体越**

重，**基础代谢率反而越高**，因为需要消耗更多能量来维持身体的基本运作。

如何提高基础代谢率：增加肌肉质量是提高基础代谢率的关键，肌肉消耗的热量远高于脂肪。多吃蛋白质同样能刺激代谢，因为蛋白质的热效应较高，消化它们所需的能量更多。

喝水对代谢的影响：研究显示，多喝水可以提升基础代谢率。温水或凉水对短期的代谢也有积极作用。

脂肪&肌肉消耗热量对比

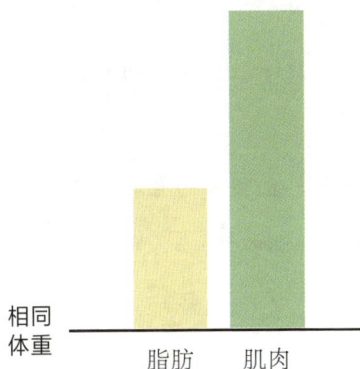

相同
体重　　　脂肪　　肌肉

❯ 1.4 血糖控制：稳定血糖，告别暴饮暴食

血糖水平直接影响你的饥饿感和食欲。如果血糖波动过大，身体会迅速渴望摄入高糖或高脂肪的食物，而这种"饥饿感"通常是无法克制的，会导致暴饮暴食。

血糖指数（GI）是某种食物升高血糖效应与标准食品（通常为葡萄糖）升高血糖效应之比。低GI食物可以帮助你保持血糖水平稳定，避免暴饮暴食。

低GI食物

燕麦片、糙米、藜麦、大麦、甜薯、糙米、黑豆、红豆、黄豆、豌豆

菠菜、羽衣甘蓝、生菜、西兰花、花椰菜、芦笋、黄瓜、芹菜、西葫芦、番茄、彩椒

苹果、梨、橙子、草莓、蓝莓、樱桃、葡萄柚、桃子

❯ 1.5　脂肪的秘密：健康脂肪才是瘦身武器

很多人一提到"脂肪"就害怕，但实际上，并非所有脂肪都会让人发胖。比如，**不饱和脂肪酸**对身体有益，可以帮助消除体内炎症，促进代谢，提高脂肪燃烧效率。

ω-3脂肪酸的魔力：存在于深海鱼类、亚麻籽中的 ω-3脂肪酸不仅有助于心血管健康，还能帮助调节脂肪代谢。

避免摄入反式脂肪：精制食物中的反式脂肪是体内炎症的罪魁祸首，也是体重难以控制的主要原因之一。

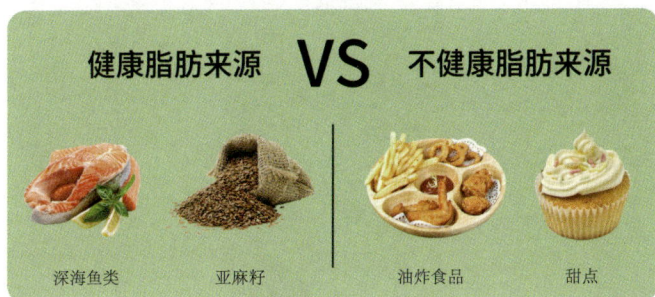

健康脂肪来源　**VS**　不健康脂肪来源

深海鱼类　　亚麻籽　　　　油炸食品　　甜点

❯ 1.6 膳食纤维：不动声色的减肥利器

膳食纤维是最容易被忽视的营养素之一，但它的作用不可小觑。高纤维食物不仅可以帮助你保持饱腹感，还能稳定血糖，促进肠道健康，更好地控制体重。

高纤维食物：蔬菜、水果、全谷物、豆类等富含膳食纤维的食物能帮助你减少其他高热量食物的摄入，让你自然地"越吃越瘦"。

纤维含量高的食物
· 菠菜　· 芹菜
· 燕麦　· 糙米
· 香蕉　· 苹果
· 香菇　· 桑葚
· 西兰花　· 海带
· 亚麻籽等

> 1.7　食物热效应：让食物主动帮你消耗热量

我们吃进食物后，身体需要能量来消化、吸收和代谢，这个过程被称为"食物热效应"（Thermic Effect of Food，TEF）。不同的营养素在被身体处理时，所消耗的能量是不一样的。

不同营养素的热效应

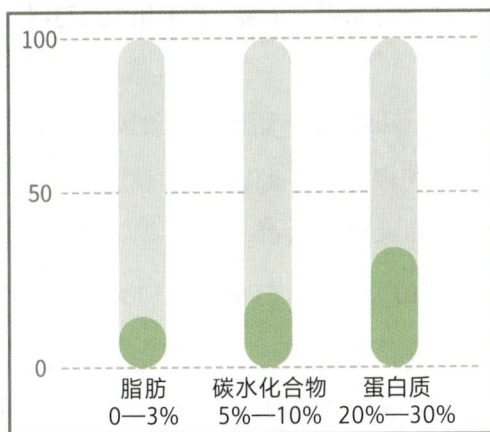

蛋白质的热效应：食物中蛋白质的热效应最高，约为食物总热量的20%—30%。也就是说，摄入100千卡（1千卡约为

4186焦耳）的蛋白质，大约有20千卡—30千卡会被用来处理这些蛋白质。

碳水化合物的热效应：碳水化合物的热效应较低，为5%—10%。

脂肪的热效应：脂肪的热效应最低，只有0—3%。

一顿富含蛋白质的早餐，如鸡蛋、瘦肉或一碗含有坚果的酸奶，不仅能增强饱腹感，还能提高一天的代谢效率。

＞ 1.8 代谢的隐形杀手：年龄、性别和生活习惯

除了饮食，基础代谢率还受到其他因素的影响，其中年龄、性别和生活习惯起着关键作用。理解这些因素有助于你更好地掌握自己的身体变化和减肥节奏。

年龄与代谢的关系：人们常说"30岁后新陈代谢就会变慢"，这种说法确实有一定的科学依据。随着年龄的增长，肌肉质量自然减少，而肌肉是消耗热量的主要器官。通过进行力量训练和摄入富含蛋白质的食物，可以帮助保持肌肉量，抵御因年龄增长导致的代谢减慢。

性别差异：通常男性的肌肉质量比女性的大，因此男性的

基础代谢率普遍比女性高。这并不意味着女性无法减肥，而是需要在饮食和运动上采取更精细的策略，专注于增加肌肉质量和增强代谢。

生活习惯的影响：睡眠不足、压力大、久坐不动等不良习惯都会削弱代谢。比如，长期睡眠不足会导致激素水平紊乱，影响食欲控制，提高暴饮暴食的风险。

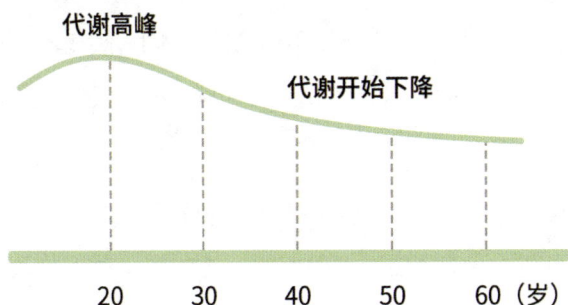

代谢高峰

代谢开始下降

20　　30　　40　　50　　60（岁）

〉1.9　用餐时间与代谢：什么时候吃比吃什么更重要

用餐时间的选择对于体重管理有着显著影响。现代生活节奏快，很多人用餐的时间不规律，常常不吃早餐或夜宵吃得晚，结果代谢失去了平衡。

早餐的重要性：早餐是启动一天代谢的"按钮"。经过一整夜的休息，身体需要能量来恢复活力。如果不吃早餐，身体会进入"节能模式"，以减少能量消耗，这会影响全天基础代谢率。因此，吃好早餐不仅能让你有更多精力，还能帮助你消耗更多热量。

晚餐时间与体重的关系：研究显示，夜间摄入大量食物会影响胰岛素的分泌，增加脂肪的储存。因此，晚餐尽量避免摄入高热量、高脂肪的食物，并建议在睡前4小时结束用餐。

间歇性断食的作用：近几年，间歇性断食成为一种流行的减肥方法。通过延长进食间隔时间，身体有机会在空腹状态下燃烧更多的脂肪。常见的间歇性断食方法有"16+8"轻断食，即一天的进食时间控制在8小时内，其余16小时不吃东西。还有"5+2"轻断食，即每周选取不连续的2天作为断食日，其余5天正常饮食。例如，可选周一、周四，或者周二、周六作为断食日，这样能让身体有节奏地适应断食与正常进食的交替。正常饮食的5天要遵循均衡饮食原则，保证碳水化合物、蛋白质、脂肪、维生素和矿物质等营养素的合理摄入。这两种方法被认为对血糖控制、提高胰岛素敏感度有积极作用。

🕐 **00:00**

断食

🕐 **09:00**

可进食

🕐 **17:00**

断食

🕐 **00:00**

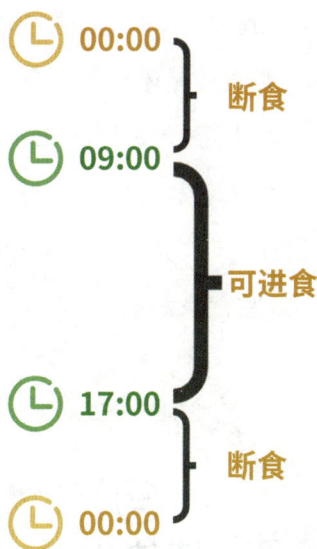

〉 1.10 情绪与饮食

情绪状态与饮食习惯有很大的关联。很多人在情绪低落、焦虑或压力大的时候，容易通过进食来舒缓情绪，尤其是摄入那些高糖、高脂肪的"安慰食品"。

情绪化饮食的恶性循环：情绪化进食后，人体会因为血糖急速升高而产生一时的满足感，但随之而来的血糖骤降会让人感觉更加疲惫、焦虑，从而开始新一轮的暴饮暴食。长期如此，不仅会对体重管理造成困扰，还会影响情绪和心理健康。

如何打破情绪化进食的循环：首先，你需要意识到情绪与进食之间的关系。可以通过记进食日记或观察自己的进食模式来总结情绪化饮食的时间段。其次，学会用其他方式来舒缓情绪。比如，可以通过运动、冥想、与朋友聊天等方式替代进食，也可以通过补充一些营养素来调节。

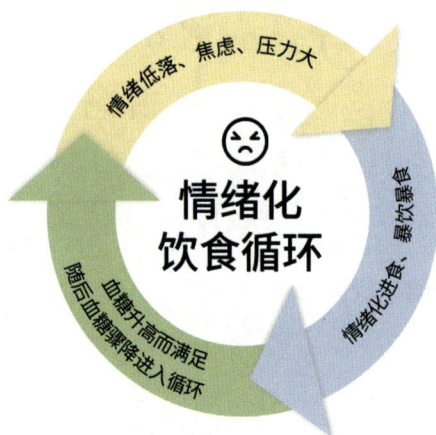

情绪低落、焦虑、压力大

情绪化
饮食循环

情绪化进食、暴饮暴食

血糖升高而满足
随后血糖骤降进入循环

❯ 1.11 案例分享：真实的"越吃越瘦"故事

为了让这本书更具实用性，下面分享几个成功的减肥案例。这些案例展示了不同背景下的人们如何通过调整饮食、改善代谢，实现"越吃越瘦"。

案例一：**办公室白领的轻松瘦身法**。李女士，32岁，办公室白领，长时间久坐且饮食不规律。通过多吃高蛋白早餐、少吃夜宵，以及坚持间歇性断食，她在3个月内瘦了8公斤，并表示自己不仅没有感到饥饿，反而精力充沛，工作效率大大提升。

案例二：**忙碌妈妈的高效瘦身计划**。王女士，38岁，两个孩子的母亲。她面临的挑战是忙碌的家庭生活让她无法在固定时间用餐。在我的建议下，她开始提前规划每周的健康餐单，减少高热量零食的摄入，改吃高营养密度的食物。6个月内，她的体重下降了10公斤，家人也因此享受了更健康的饮食。

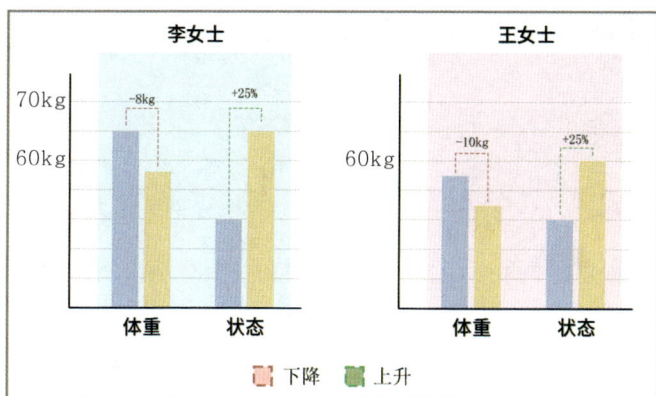

❯ 1.12 科学研究及结论

本章的最后，引用几项科学研究及结论，进一步佐证"越吃越瘦"的科学性。

研究一：发表在《英国营养学杂志》上的一项研究表明，摄入高蛋白质食物的人群在减肥过程中更能保持肌肉率，同时减少体内的脂肪。

研究二：哈佛大学的一项研究指出，间歇性断食可以显著提高胰岛素敏感性，帮助身体更好地利用储存的脂肪作为能量来源。

这些科学研究结论为我们提供了强有力的理论支持，证明减肥的成功不仅取决于少吃食物，更取决于吃对食物。

02

/ 第二章

越吃越瘦的基础
——碳水化合物、蛋白质、
脂肪的黄金配比

你是否听过这样的话："减肥就是要少吃碳水化合物！""脂肪是减肥者的大敌，绝对不能碰！"这些说法听起来有道理，但实际上过于简单化。身体是一个复杂的系统，营养素之间有着精妙的平衡，而减肥的真正秘诀并不是"少摄入"某一种营养素，而是找到**碳水化合物、蛋白质、脂肪的黄金配比**，让它们在体内发挥各自的作用，实现越吃越瘦。

〉2.1　碳水化合物

碳水化合物往往被视为减肥者的"头号敌人"，但事实上，碳水化合物分为"好碳水化合物"和"坏碳水化合物"，关键在于选择哪一种。

好碳水化合物 VS 坏碳水化合物

好碳水化合物：指富含膳食纤维的复合碳水化合物，如全谷物、燕麦、藜麦和糙米等。这类碳水化合物消化得慢，可以让人保持更长时间的饱腹感，同时还能稳定血糖水平，避免暴饮暴食。

坏碳水化合物：指精制碳水化合物，如白米饭、白面包、糖果、含糖饮料等。这类碳水化合物消化得快，可以迅速升高血糖，随后血糖迅速降低，这会让人感觉更饿，促使人摄入更多的热量。

选择碳水化合物的原则是：慢吸收，长饱腹。选择富含膳食纤维的食物，如杂粮饭、全麦面包、甜薯等，不仅能维持血糖水平稳定，还不容易产生饥饿感，降低过量进食的风险。

好碳水化合物 VS 坏碳水化合物

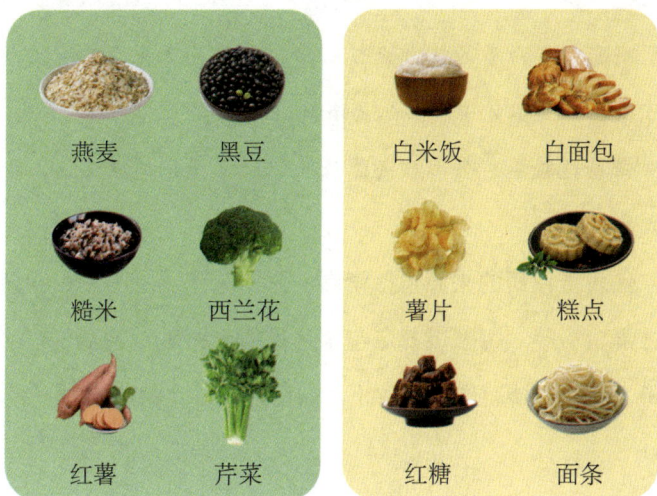

好碳水化合物		坏碳水化合物	
燕麦	黑豆	白米饭	白面包
糙米	西兰花	薯片	糕点
红薯	芹菜	红糖	面条

❯ 2.2 蛋白质：增肌减脂的关键

如果你希望不仅能减肥，还能塑形，那么蛋白质绝对是你饮食中的"明星营养素"。蛋白质不仅可以保持肌肉量，还能提高基础代谢率。

蛋白质的作用

增肌：通过摄入足量的蛋白质，能维持和增加肌肉质量，而肌肉是消耗能量的"发动机"。肌肉越多，静止时消耗的热量也越多。

减脂：蛋白质的热效应较高，它需要更多能量来消化，因此可以在不知不觉中增加热量消耗。

保持饱腹感：蛋白质还能让人长时间保持饱腹感，减少对零食的渴望。

优质蛋白质的来源包括瘦肉、鱼、鸡蛋、豆类、奶制品和植物蛋白粉等。每顿饭都应包含足量的蛋白质，这不仅有助于减脂，还能保持肌肉量，防止在减肥过程中"掉肌肉"。

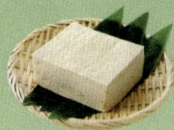

蛋白质来源包括
·鸡胸肉 ·牛肉
·三文鱼 ·黄豆
·鸡蛋 ·黑豆
·花生 ·杏仁
·奶酪 ·燕麦等

〉 2.3 脂肪

脂肪常常被误解为减肥者的大敌，但事实并非如此。**健康脂肪实际上是保持健康体重的重要因素之一。关键在于，需要学会区分好脂肪和坏脂肪。**

好脂肪的种类和作用

必需脂肪酸：如ω-3脂肪酸，它们存在于鱼类、亚麻籽等食物中，能够帮助减轻体内炎症，提升心血管健康。

增强饱腹感：脂肪在胃中消化较慢，因此有助于增强饱腹

感，减少暴饮暴食的可能。

促进脂溶性维生素吸收：像维生素A、D、E、K都需要脂肪来帮助吸收，缺乏脂肪会导致营养不良。

坏脂肪的种类和危害

反式脂肪酸：是经过工业加工的脂肪，存在于人造黄油、油炸食品和某些糕点中。它们不仅能增加体重，还会引发心脏病等健康问题。

饱和脂肪酸：过量摄入时，会提高体内脂肪储存的风险，因此应适量摄入。

好脂肪 **VS** 坏脂肪

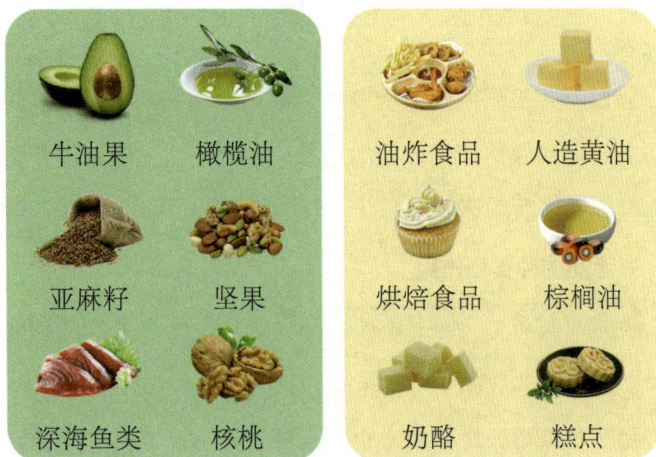

好脂肪		坏脂肪	
牛油果	橄榄油	油炸食品	人造黄油
亚麻籽	坚果	烘焙食品	棕榈油
深海鱼类	核桃	奶酪	糕点

总结：**适量摄入健康脂肪**，如坚果、牛油果、橄榄油和鱼类等，可以更好地控制体重。

▶ 2.4　黄金配比：定制个性化饮食结构

碳水化合物、蛋白质和脂肪的比例决定了你每天的能量来源，也影响着你的减肥效果。对于想要"越吃越瘦"的你来说，这三者的黄金配比至关重要。

通常，理想的**黄金配比**是：

碳水化合物：占总热量的40%—50%

蛋白质：占总热量的25%—30%

脂肪：占总热量的20%—30%

但这并非一成不变。可以调整这个比例。

想增肌减脂：可以提高蛋白质的摄入比例。在进行力量训练时，蛋白质可以更快地增加肌肉质量。

希望控制血糖：可以降低碳水化合物的摄入比例，提高膳食纤维和健康脂肪的摄入比例，以保持血糖水平稳定。

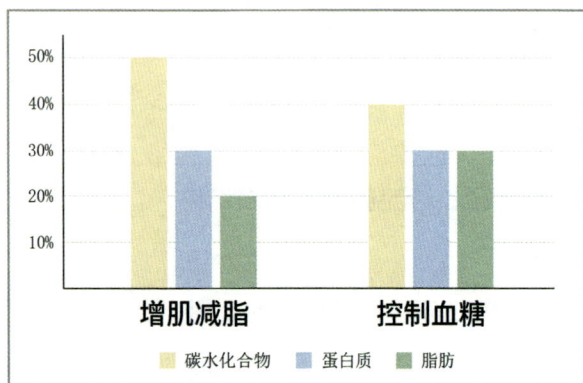

❯ 2.5 如何打造健康减肥餐单

知道了黄金配比的原理之后，接下来就是实际操作了。**如何设计一份满足你需求的健康餐单？**

早餐：富含蛋白质的早餐是减肥的关键。比如，一份由鸡蛋、全麦面包、牛油果、牛奶组成的早餐，既有足够的蛋白质和健康脂肪，还能提供稳定的碳水化合物，可以帮助你开始新一天的代谢。

午餐：午餐应该包含多种营养素。比如，可以食用一份鸡胸肉沙拉，搭配藜麦、豆类和各种蔬菜。这样不仅能提供优质蛋白，丰富的膳食纤维和复合碳水化合物还能帮助你保持饱腹感。

晚餐：建议以清淡为主，避免摄入高热量的食物。比如，可以食用一份烤三文鱼，搭配蒸蔬菜和糙米。这样可以帮助你补充Omega-3脂肪酸，同时不会影响晚间的消化。

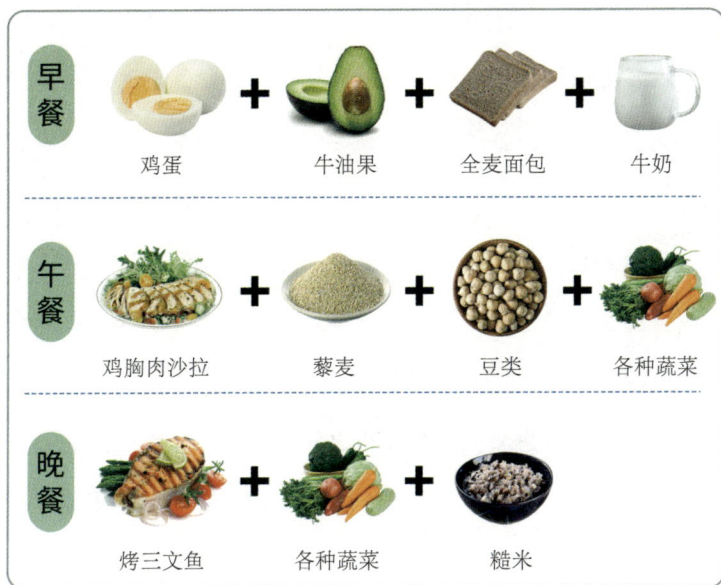

早餐	鸡蛋 + 牛油果 + 全麦面包 + 牛奶
午餐	鸡胸肉沙拉 + 藜麦 + 豆类 + 各种蔬菜
晚餐	烤三文鱼 + 各种蔬菜 + 糙米

❯ 2.6 进食频率：三餐还是多餐

很多人困惑于"应该一日三餐还是少量多餐?"。在减肥过程中，**进食频率和餐量的安排很重要**。下面来分析两种常见的饮食模式。

一日三餐：传统的三餐制是大多数人习惯的饮食方式。如果你每餐都保持合理的营养配比，并且在进餐间隔时间避免吃过多零食，那么三餐完全可以满足你的营养需求，并保持体重稳定。

少量多餐：如果你容易在进餐间隔时间感到饿，可以考虑采取少量多餐的方式。比如，每隔3—4小时吃一小餐，保持稳定的血糖水平，避免饥饿时暴饮暴食。

研究显示，**进食频率与体重之间的关系并非绝对**，关键在于如何安排每一餐的营养配比，以及如何控制总热量的摄入。

餐后血糖升高　　　　　　　　　　保持血糖稳定

一日三餐　　　　　　　　　　　　少量多餐

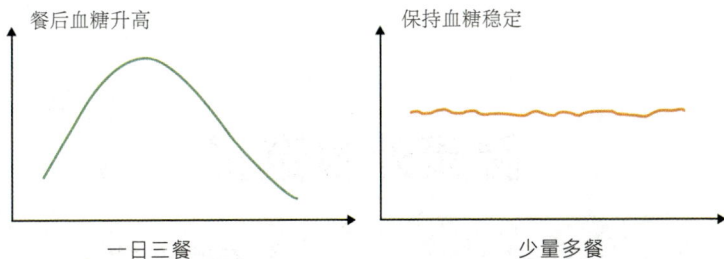

❯ 2.7　在外就餐时如何保持健康的营养配比

无论是外出聚餐还是点外卖，很多人都觉得那是"饮食灾难"。但事实上，只要掌握好技巧，外出吃饭同样可以保持营养的黄金配比。

提前规划：如果知道要外出吃饭，可以提前查阅菜单，选择一些健康食物，如沙拉、烤肉、鱼类等，同时避免食用油炸、酱汁浓厚的菜肴。

控制分量：外面的餐馆往往会提供过量的食物，因此不要觉得一定要吃完所有的食物。可以选择少吃，或者要求将食物打包带走，避免摄入过多热量。

选择健康的碳水化合物来源：如果在餐厅点菜时遇到选择

困难，可以优先选择富含膳食纤维的碳水化合物，如糙米、全麦面包等，而不是白米饭或油炸薯条。

健康外食选择

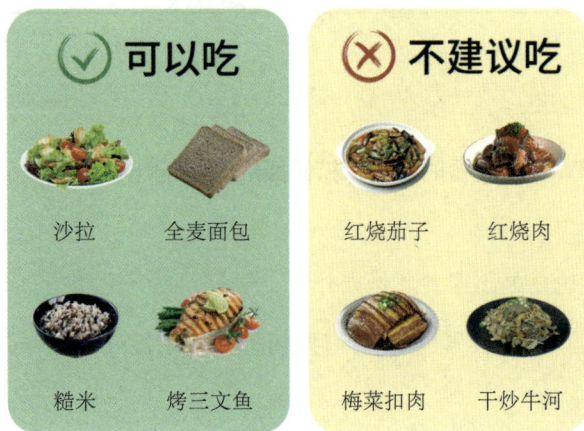

可以吃
沙拉　　全麦面包

糙米　　烤三文鱼

不建议吃
红烧茄子　　红烧肉

梅菜扣肉　　干炒牛河

❯ 2.8 碳水循环法：变换策略让减脂更高效

碳水循环法（Carb Cycling）是一种流行的饮食策略，它通过控制碳水化合物的摄入量，让人在减脂和保持能量之间找到平衡。

低碳水日：在没有高强度运动的日子里，可以适当减少碳水化合物的摄入量，提高蛋白质和健康脂肪的摄入比例。这将迫使身体使用储存的脂肪作为能量来源，促进脂肪燃烧。

高碳水日：在力量训练或高强度运动日，可以增加碳水化合物的摄入量，补充肌肉的糖原储备。这样不仅能帮助你更快地恢复体能，还能提升你的运动表现。

如何实施碳水循环：碳水循环可以按周进行（参考下图）。这种灵活的策略不仅能达到减脂的效果，还不会让身体陷入长时间的低碳水压力中。

时间	第一天	第二天	第三天	第四天	第五天	第六天	第七天
碳水循环	无碳水日	低碳水日	高碳水日	无碳水日	低碳水日	高碳水日	放纵日

❯ 2.9　针对不同运动的黄金配比：你的体能与饮食要同步

运动类型不同，对营养的需求也不同。无论是耐力训练还是力量训练，饮食结构的调整至关重要，特别是碳水化合物、蛋白质和脂肪的配比。

力量训练（以增肌为主）：如果你的目标是增加肌肉量和增强力量，那么蛋白质的摄入量应该增加，特别是在训练后，需要为肌肉修复提供足量的氨基酸。此外，适量的碳水化合物也很重要，它可以帮助肌肉快速恢复糖原储备，以提高训练强度。

推荐比例：碳水化合物占40%，蛋白质占30%，脂肪占30%。

耐力训练（如跑步、游泳等）：耐力训练需要更多的碳水化合物来维持长时间的能量供应。在这种情况下，碳水化合物应成为饮食中的主要成分，而蛋白质和脂肪的摄入量则要相对减少，以避免储存过多的脂肪。

推荐比例：碳水化合物占60%，蛋白质占20%，脂肪占20%。

高强度间歇训练：高强度间歇训练需要快速的能量补充，同时要求蛋白质来修复和强化肌肉。因此，碳水化合物和蛋白质的比例要保持平衡。

推荐比例：碳水化合物占50%，蛋白质占25%，脂肪占25%。

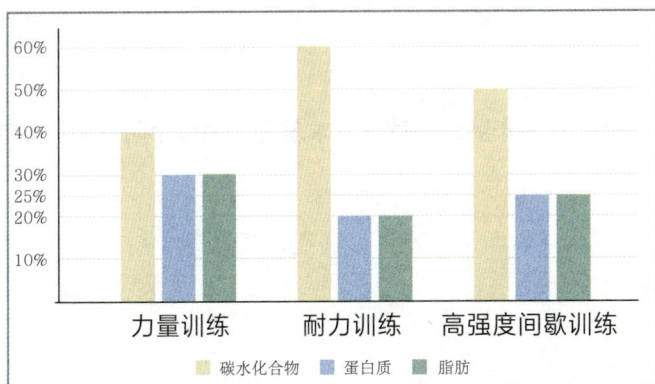

柱状图显示：
- 力量训练：碳水化合物40%，蛋白质30%，脂肪30%
- 耐力训练：碳水化合物60%，蛋白质20%，脂肪20%
- 高强度间歇训练：碳水化合物50%，蛋白质25%，脂肪25%

图例：碳水化合物 蛋白质 脂肪

> 2.10 餐后运动：促进消化与代谢的最佳时机

你是否听说过饭后散步对健康有好处？餐后轻度运动不仅能促进消化，还可以加速代谢，有助于更好地管理体重。

餐后散步：轻松的饭后散步可以提高消化速度，防止食物在胃中滞留过久。同时，还能避免胰岛素水平剧烈波动，有效控制血糖。研究表明，饭后15分钟的慢走可以显著降低餐后血糖的峰值。

轻度力量训练：饭后不宜进行高强度运动，但适量的轻度力量训练，比如，用弹力带做几组简单的拉伸动作，可以加速身体对蛋白质的吸收，帮助修复肌肉。

＞ 2.11 不同年龄段的营养需求差异：为每个阶段量身定制

随着年龄的增长，身体对营养的需求也在变化，特别是碳水化合物、蛋白质和脂肪的比例需要根据不同的生理阶段进行调整。

20—30岁：在这一阶段，人体的基础代谢率较高，肌肉增长相对容易。因此，蛋白质的摄入量不需要过多，但碳水化合物的摄入量要充足，特别是在运动频繁的情况下。摄入的脂肪应以不饱和脂肪为主，以维持健康的心血管功能。

30—40岁：随着年龄的增长，代谢逐渐减缓，肌肉的流失速度加快。这时应增加蛋白质的摄入量，以帮助维持肌肉质量。同时，减少精制碳水化合物的摄入量，选择复合碳水化合物，帮助维持稳定的能量和血糖水平。

40岁及以上：在这个年龄段，女性的激素水平变化显著，特别是进入更年期后，体重管理可能变得更加困难。因此，适当减少碳水化合物的摄入量，提高健康脂肪和蛋白质的摄入比例，能够帮助维持代谢和控制体重。

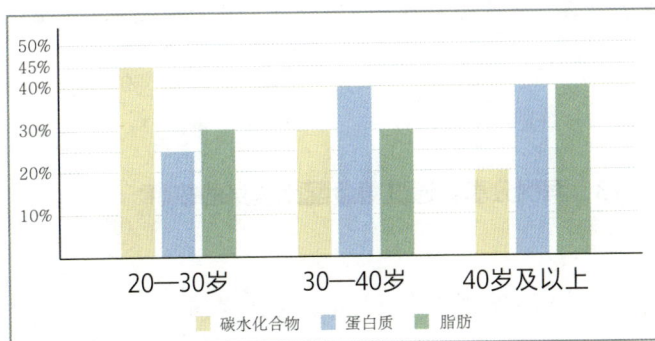

❯ 2.12　代餐与营养补充品：如何选择合适的替代餐

现代生活节奏快，很多人没有时间精心准备每一餐。这时候，代餐或营养补充品就成了方便的选择。但该如何选择健康的**代餐**或**营养补充品**，以确保它们符合黄金配比原则呢？

代餐的组成：理想的代餐应该包含适量的蛋白质、复合碳水化合物和健康脂肪，避免含有过多的糖分和人工添加剂。代餐可以帮助你在忙碌的生活中保持营养均衡，但应注意，不能长期依赖代餐。

蛋白质补充品：对于进行力量训练的人，服用蛋白质补充品（如乳清蛋白、豌豆蛋白粉等）是一种能快速增加蛋白质摄入量的方式。它们可以帮助你在运动后迅速恢复体能，同时不增加过多热量。

〉 2.13 案例分享：通过黄金配比瘦身的故事

为了让理论变得更贴近生活，以下是两个通过调整碳水化合物、蛋白质和脂肪比例，成功减肥的案例。

案例一：30岁职场女性的减脂挑战。赵女士，30岁，在职场工作多年，久坐不动使她的体重逐渐增加。通过调整饮食中的碳水化合物所占比例，增加蛋白质的摄入量，每周坚持进行力量训练，她在6个月内减掉了10公斤。她表示，最显著的变化是肌肉质量增加，体脂率降低，精神状态也大大改善。

案例二：二孩妈妈的健康瘦身。王女士，35岁，两个孩子的母亲。她在产后面临体重难以恢复的问题。在我的指导下，她采用碳水循环法，并结合家务和轻度运动，实现了稳定的体重下降。她的餐单中以高蛋白和健康脂肪为主，并逐渐减少了精制碳水化合物的摄入量。她不仅瘦了下来，还恢复了产前的精力。

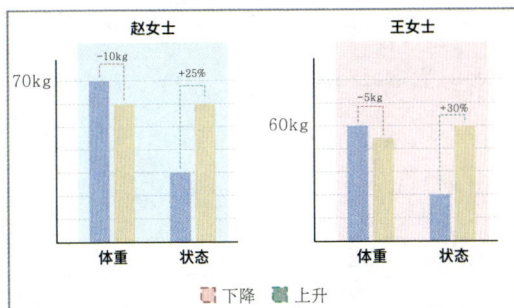

＞ 2.14　科学研究及结论：黄金配比的实证依据

科学研究证明碳水化合物、蛋白质和脂肪的黄金配比对减肥和健康有好处。以下是两项与黄金配比相关的研究。

研究一：发表在《肥胖》（*Obesity*）上的一项研究表明，高蛋白质饮食有助于保持肌肉量，并显著降低脂肪所占比例。（来源：作者：Sue Shapses团队，年份：2022年 DOI：10.1002/OBY.23428）

研究二：哈佛大学医学院的一项长期研究发现，适度减少碳水化合物的摄入量，并增加健康脂肪的摄入量，能有效降低体重反弹的风险，从而长期维持体重。

这些研究为黄金配比理论提供了坚实的科学基础。（来源：Liu B,Hu Y,Rai SK,et al. *Low-Carbohydrate Diet Macronutrient Quality and Weight Change*. JAMA Netw Open. 2023;6(12):e2349552. [DOI:10.1001/jamanetworkopen.2023.49552] ）

➤ 2.15　根据不同健康目标调整黄金配比

碳水化合物、蛋白质和脂肪的黄金配比需要根据不同的健康目标进行微调。无论是为了减脂、增肌还是保持体重，灵活调整营养比例都是达到目标的关键。

以减脂为主要目标：如果你的目标是减脂，那么碳水化合物占的比例可以适当降低，而蛋白质和健康脂肪占的比例则应该提高。这样的调整能帮助你保持饱腹感，防止肌肉流失，同时确保脂肪燃烧效率最大化。

推荐比例：碳水化合物占40%，蛋白质占30%，脂肪占30%。

以增肌为主要目标：如果你希望通过运动增肌，那么蛋白质的摄入至关重要。可以将蛋白质占的比例提高到饮食总热量的30%—35%。同时，适当增加碳水化合物的摄入量，这样有助于恢复肌肉的糖原储备。

推荐比例：碳水化合物占50%，蛋白质占30%，脂肪占20%。

保持体重：如果你已经达到了理想体重，并希望保持这种状态，可以根据自己的日常活动水平，保持一个均衡的营养比例。适量的碳水化合物可以帮助维持能量，蛋白质和健康脂肪则能确保肌肉质量和基础代谢率的稳定。

推荐比例：碳水化合物占45%，蛋白质占25%，脂肪占30%。

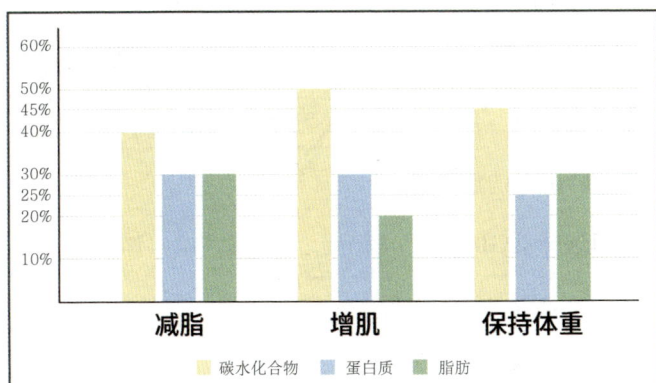

❭ 2.16 碳水化合物的精细选择：低GI食物的力量

血糖指数（GI）是衡量碳水化合物进入血液后引起血糖水平升高速度的指标。低GI食物消化缓慢，能够帮助保持血糖水平稳定，减少暴饮暴食的可能。因此，**选择低GI碳水化合物**是保持健康体重的关键之一。

高GI食物的影响：高GI食物（如白面包、糖果、白米饭等）会导致血糖迅速升高，随后快速下降，人很快会感到饥饿。频繁摄入高GI食物还会提高肥胖和糖尿病等疾病的发生风险。

低GI食物的好处：低GI食物（如燕麦、糙米、藜麦、全麦面包等）不仅能维持血糖水平稳定，还能延长饱腹感。这些食物富含膳食纤维，能帮助你在减肥过程中减少热量摄入，并避免能量骤降引发的疲劳感。

如何选择低GI食物：可以通过查看食物的GI指数来做出明智选择。一般来说，GI值低于55的食物被认为是低GI食物，而GI值高于70的食物则为高GI食物。

低GI食物

燕麦片、糙米、藜麦、大麦、甜薯、糙米、黑豆、红豆、黄豆、豌豆

菠菜、羽衣甘蓝、生菜、西兰花、花椰菜、芦笋、黄瓜、芹菜、西葫芦、番茄、彩椒

苹果、梨、橙子、草莓、蓝莓、樱桃、葡萄柚、桃子

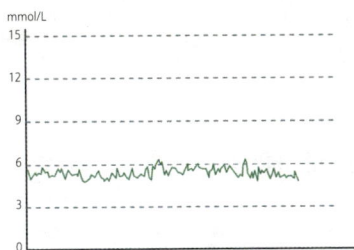

低GI食物致血糖平稳波动

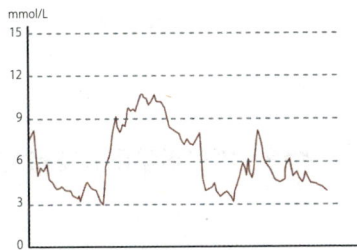

高GI食物致血糖明显波动

〉 2.17 碳水化合物与运动表现

对于热衷运动的人来说，碳水化合物不仅是日常饮食的一部分，更是运动表现的关键燃料。特别是对于进行耐力运动（如跑步、骑行等）和高强度间歇训练的人群，碳水化合物的

摄入比例需要精心设计。

运动前的碳水化合物摄入：运动前2—3小时摄入适量的复合碳水化合物，如燕麦、糙米或全麦面包，能够为肌肉储备足够的糖原，确保在运动过程中有持续的能量供应。

运动后的碳水化合物补充：进行高强度训练后，肌肉的糖原消耗殆尽，这时补充能快速吸收的碳水化合物（如香蕉、奶昔等）可以加速恢复糖原储备，并帮助蛋白质更好地修复肌肉组织。

❯ 2.18 更多科学研究支持黄金配比理论

为了进一步巩固关于碳水化合物、蛋白质和脂肪黄金配比的理论基础，以下是两项关键的科学研究。

研究一：发表在《国际运动营养与运动代谢杂志》上的一项研究表明，保持40%—50%的碳水化合物摄入比例，结合适量的蛋白质摄入，能够显著提高运动员的耐力表现和肌肉恢复能力。

研究二：哈佛大学的一项研究显示，减少精制碳水化合物的摄入量，增加优质蛋白质和健康脂肪的摄入量，有助于减少腹部脂肪的积累，提高胰岛素敏感性，从而降低代谢综合征的发生风险。

〉2.19　饮食与心理健康：黄金配比对大脑的益处

均衡的饮食结构对**心理健康**有着显著的影响。碳水化合物、蛋白质和脂肪的合理搭配不仅能帮助控制体重，还能影响大脑中的神经递质，进而改善情绪、缓解焦虑。

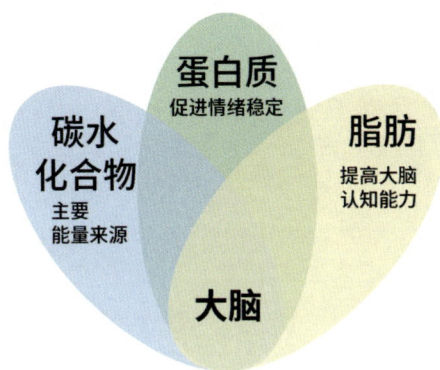

碳水化合物与大脑：碳水化合物是大脑的主要能量来源，

它能促进血清素的分泌来稳定情绪，缓解焦虑。因此，极端的低碳水饮食可能会导致情绪波动、注意力难以集中。

蛋白质与神经递质：蛋白质中的氨基酸，尤其是色氨酸，是制造血清素的原料。充足的蛋白质摄入不仅有助于修复身体，也能促进情绪保持稳定。

健康脂肪与大脑健康：Omega-3脂肪酸对大脑的结构和功能至关重要。研究表明，Omega-3脂肪酸可以帮助减轻抑郁症状，提高大脑认知能力。

03

吃对了，脂肪就消失！
科学吃出易瘦体质

你是否曾试图通过节食、锻炼等方法减脂，却发现效果甚微？其实，减脂并不只是减少食物的摄入或者加强运动，关键在于科学地调节饮食结构，进而改变你的身体代谢环境，从而让脂肪自然流失。

本章将详细讨论如何通过合理的饮食搭配，帮助你科学地燃烧脂肪，建立起一个"吃得饱、瘦得快"的易瘦体质。

▶ 3.1　科学减脂的误区：为什么少吃并不能让你瘦

很多人认为，减脂的唯一方法就是减少食物的摄入，但这种极端节食方法往往会带来一系列问题：饥饿感强烈、能量不足、基础代谢率降低，甚至可能导致体重反弹。你可能经历过这种现象：开始时快速减重，但很快就停滞不前，甚至体重反弹。

科学减脂强调的是代谢和营养平衡，而不仅仅是热量赤字。身体是一个高度精密的系统，如果长期处于能量缺乏的状态，它就会启动"自我保护机制"，降低基础代谢率，从而减少脂肪燃烧。

误区一：**极端低热量饮食。**这种方法可能会导致体重快速下降，但流失的主要是肌肉而非脂肪。肌肉的流失会进一步降低基础代谢率，导致更难维持减重效果。

误区二：**只关注热量摄入而忽视营养。**如果只是一味减少热量的摄入，而没有注意营养的摄取，身体会缺乏所需的营养素，导致能量不足、免疫力下降，甚至影响内分泌系统。

科学减脂的核心在于保持身体的代谢活跃，合理摄取营养，让脂肪在不知不觉中燃烧起来。

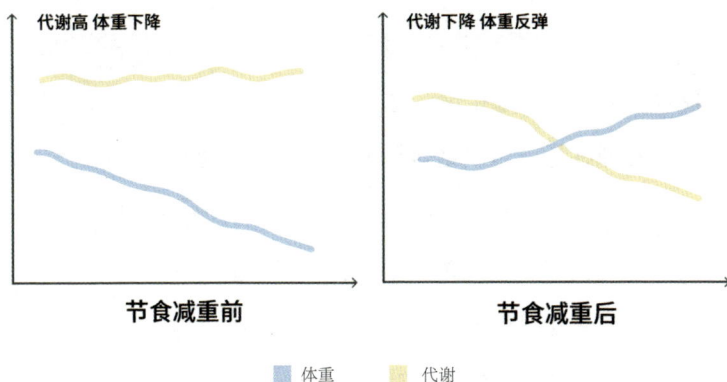

代谢高 体重下降　　　　　　代谢下降 体重反弹

节食减重前　　　　　　节食减重后

■ 体重　　■ 代谢

❯ 3.2 让脂肪燃烧起来：基础代谢率是关键

基础代谢率是指人体在清醒而又极端安静的状态下所消耗的能量，它是减脂过程中最重要的一个因素。如果你的基础代谢率较高，即使在不进行运动的状态下，你也能消耗更多的热量。

那么，如何通过饮食调节来提高基础代谢率呢？

蛋白质的作用：摄入足量的蛋白质不仅能增加肌肉质量，还能提高基础代谢率。蛋白质在消化过程中的热效应高于碳水化合物和脂肪，这意味着在摄入蛋白质时，身体需要消耗更多的能量来消化、吸收和代谢这些营养素。

力量训练与蛋白质结合：力量训练能帮助你增加肌肉，而肌肉质量越高，基础代谢率就越高。每增加1公斤的肌肉，身体会消耗大约50千卡的热量。因此，合理的蛋白质摄入结合力量训练，可以有效提升代谢水平。

饮食中的膳食纤维：高膳食纤维食物，如蔬菜、水果、全谷物等，能在消化过程中延长饱腹感，同时减少胰岛素的分泌，更好地控制血糖水平。更稳定的血糖有助于减少脂肪储存。

蛋白质和纤维的高代谢效应

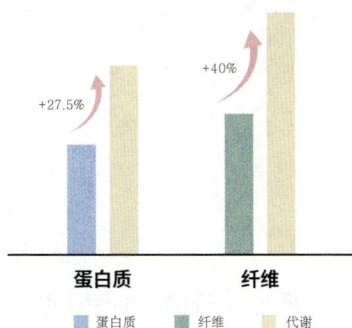

图例：蛋白质　纤维　代谢

❯ 3.3 吃得饱也能瘦：选择高饱腹感食物

在减脂的过程中，很多人面临的最大困扰就是"吃不饱"。实际上，**高饱腹感食物**不仅能满足你的胃口，还能减少热量的摄入，从而达到减脂的目的。

高蛋白食物的饱腹感：蛋白质不仅能消耗更多热量，还能有效增强饱腹感，减轻餐后饥饿感。比如，鸡蛋、鱼肉、瘦牛肉等高蛋白质食物，能让人在摄入相对较少的热量的情况下，保持较长时间的饱腹感。

高纤维食物的饱腹感：富含膳食纤维的食物，如蔬菜、全谷物和豆类等，在胃中会吸收水分并膨胀，占据更多的胃部空间。这能使人在不摄入大量热量的情况下，感到更加饱腹。

健康脂肪的作用：摄入适量的健康脂肪（如坚果、牛油果、橄榄油等）也能延长饱腹感，同时还能提供必要的能量。脂肪需要较长时间来消化，这意味着它能让人在较长时间内保持较低的饥饿感。

▶ 3.4 利用好餐后黄金30分钟：加速脂肪燃烧的秘诀

餐后30分钟是脂肪燃烧的"黄金时段"，这时候进行适当的活动可以更有效地消耗刚摄入的热量，防止它们转化为脂肪储存起来。

餐后散步：饭后轻松的散步能促进消化，同时激活身体的代谢功能。研究表明，餐后30分钟的轻度活动可以显著降低餐后血糖峰值，减少脂肪储存。

轻度运动的益处：餐后做一些低强度的力量训练或简单的瑜伽动作，可以加快脂肪燃烧，尤其是在摄入高碳水化合物的餐食后，通过运动刺激胰岛素的分泌，可以有效减少糖原储备转化为脂肪的机会。

餐后散步30分钟 血糖逐渐下降

餐后轻度运动 加速脂肪燃烧 代谢提高

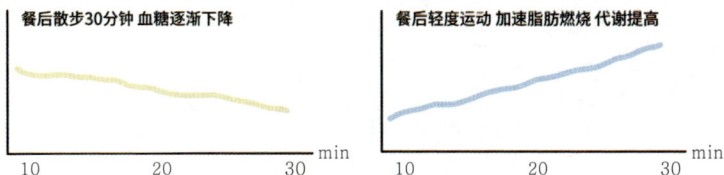

▷ 3.5 调节激素：激活脂肪燃烧"开关"

在减脂过程中，激素的调节起着重要作用。特别是胰岛素、瘦素和皮质醇，直接影响着脂肪的储存和消耗。

胰岛素的作用：胰岛素是调节血糖水平的关键激素。摄入高糖食物后，胰岛素的分泌增加，促使身体将多余的糖分储存为脂肪。选择低GI食物，避免胰岛素飙升，可以有效控制脂肪的储存。

瘦素与饥饿感：瘦素是一种用来调节食欲的激素，它告诉大脑你是否已经吃饱。当瘦素水平不足时，你可能会觉得"永远吃不饱"。增加睡眠时间、摄入适量的健康脂肪，可以有效提高瘦素水平，从而减少不必要的进食欲望。

皮质醇与压力：当人长期处于压力状态下，皮质醇水平上升，身体倾向于储存脂肪，尤其是腹部脂肪。通过冥想、深呼吸等方式减轻压力，可以减少皮质醇的分泌，从而控制体重。

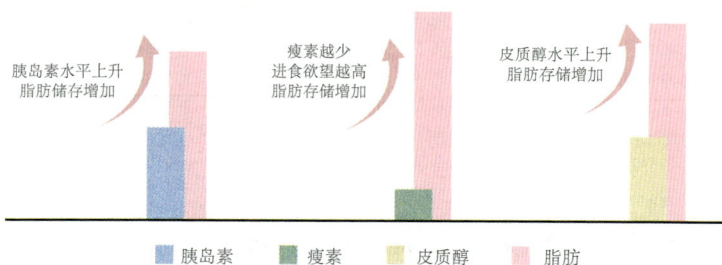

胰岛素水平上升
脂肪储存增加

瘦素越少
进食欲望越高
脂肪存储增加

皮质醇水平上升
脂肪存储增加

■ 胰岛素　　■ 瘦素　　■ 皮质醇　　■ 脂肪

➤ 3.6　晚餐吃对了，脂肪悄悄溜走

晚餐是一天中非常关键的一餐，它决定了你在睡眠期间的代谢状态。选择合适的晚餐搭配，可以让你在睡觉时也持续燃烧脂肪。

控制碳水化合物的摄入：晚餐时应尽量减少高碳水化合物的摄入，特别是精制碳水化合物（如白米饭、白面包等）。过多的碳水化合物不仅会提高晚间胰岛素水平，还会促进脂肪储存。

优质蛋白质的作用：晚餐时应适量摄入优质蛋白质，如鱼类、豆类或鸡胸肉等。蛋白质不仅能修复肌肉，还能维持夜间的代谢水平，让你在睡眠期间持续消耗能量。

健康脂肪的选择：适量的健康脂肪，如牛油果、坚果或橄榄油等，不仅能延长饱腹感，还能为人在睡眠期间提供持续的能量。

〉3.7　案例分享：如何通过调整饮食实现轻松减脂

为了让理论更贴近生活，下面分享两个成功的案例，展示人们如何通过调整饮食达到减脂的目标。

案例一：忙碌上班族的减脂故事。李女士，34岁，长期久坐于办公室，体重逐年增加。通过逐渐增加蛋白质的摄入，减少精制碳水化合物占的比例，李女士在3个月内轻松减掉了6公斤。她表示，最重要的改变是晚餐，从原本的高糖主食转变为高蛋白、低碳水的晚餐后，她的体重开始稳定下降。

案例二：新妈妈的减脂经历。赵女士，36岁，产后体重一直无法恢复。通过调节三餐中的营养素比例，特别是早餐摄入高蛋白质食物（如鸡蛋、酸奶等），赵女士成功在5个月内减掉了产后积累的8公斤脂肪，同时维持了良好的精神状态。

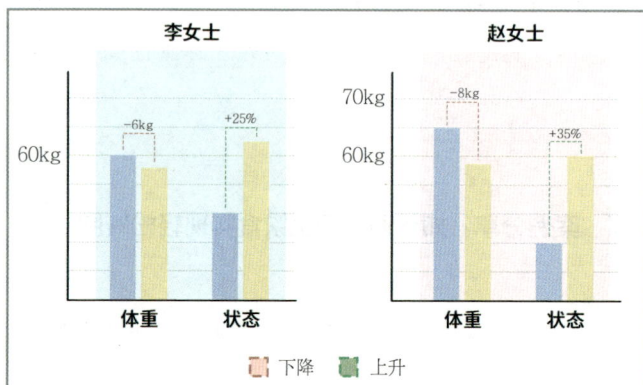

❯ 3.8 科学研究结论：减脂与饮食的关系

下面引用两项科学研究结论，进一步论证通过调节饮食实现减脂的有效性。

研究一：发表在《国际肥胖杂志》上的一项研究表明，控制碳水化合物的摄入，增加蛋白质和健康脂肪的比例，可以显著减少腹部脂肪积累，并且对长期体重控制更为有效。

研究二：关于代谢与食物关系的一项研究指出，适当摄入高纤维、高蛋白的食物，不仅能提高饱腹感，还能显著提升基础代谢率，帮助身体在静止状态下更有效地燃烧脂肪。

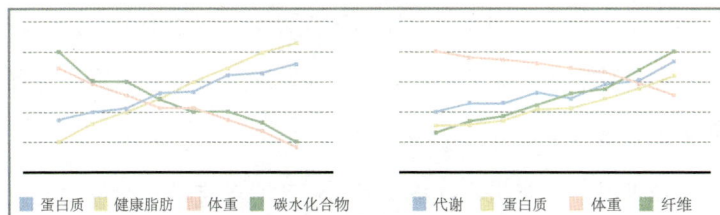

■ 蛋白质　■ 健康脂肪　■ 体重　■ 碳水化合物　　　　■ 代谢　■ 蛋白质　■ 体重　■ 纤维

❯ 3.9　餐后运动的深入解析：根据强度选择最佳运动方式

我们已经知道餐后30分钟是减脂的"黄金时段"，那么该如何选择适合自己的运动方式呢？根据不同的身体状况和饮食情况，运动强度也会有所不同。

轻度运动：餐后散步

餐后轻松的散步不仅可以促进消化，还能有效调节血糖水平，防止餐后高血糖的发生。对于大部分人来说，饭后散步是一种简单且有效的运动方式，特别是对于消化功能较弱或血糖波动较大的人群。

最佳散步时间：每次散步10—15分钟，饭后1小时内进行效果最佳。

中度运动：缓慢的瑜伽拉伸

对于不喜欢户外活动的人来说，餐后可以进行一些简单的室内运动，如缓慢的瑜伽拉伸。这类运动不仅能增强体力，还能帮助身体放松，调节神经系统，尤其适合在晚餐后进行，有利于更好地入睡。

推荐动作：下犬式、猫牛式、婴儿式等有助于拉伸背部和腹部的动作。

高强度运动：适度的力量训练

如果你进食了高碳水化合物的食物，那么餐后可以考虑进行一些简单的力量训练，如哑铃或弹力带训练。这类运动可以帮助更快地消耗糖原，防止多余的糖分储存为脂肪。力量训练还能增加肌肉量，从而提高基础代谢率。

注意事项：高强度运动最好安排在午餐后，避免晚餐后进行过度剧烈的运动，以免影响睡眠质量。

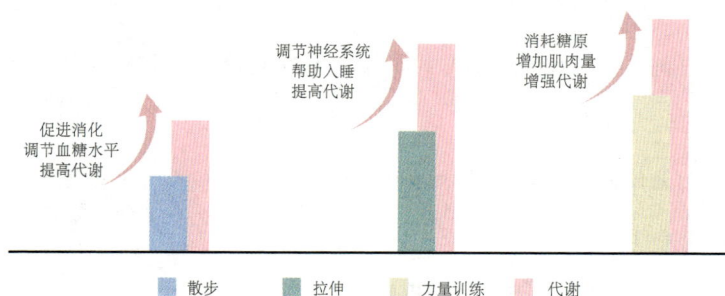

促进消化
调节血糖水平
提高代谢

调节神经系统
帮助入睡
提高代谢

消耗糖原
增加肌肉量
增强代谢

■ 散步　■ 拉伸　■ 力量训练　■ 代谢

3.10 睡眠与代谢：让夜间成为你的"减脂助手"

睡眠是调节激素和代谢的重要方式。良好的睡眠可以帮助你在夜间持续燃烧脂肪，而睡眠不足则可能阻碍减脂过程。

睡眠不足与体重增加： 研究表明，长期睡眠不足会导致瘦素分泌减少，而瘦素是控制饥饿感的重要激素。与此同时，睡眠不足还会增加皮质醇的分泌，导致身体储存更多的脂肪，尤其是腹部脂肪。

研究数据： 一项针对肥胖人群的研究发现，睡眠时间低于6小时的人比睡眠时间达到7—8小时的人平均体脂率高出30%。

如何通过睡眠调节代谢： 为了让你的身体在夜间充分燃烧脂肪，首先需要确保有充足的深度睡眠。你可以通过调整作息时间，减少使用电子设备，创造一个安静、舒适的睡眠环境来改善睡眠质量。

晚餐后的睡眠准备： 晚餐时避免摄入过多的刺激性食物（如咖啡因、高糖食物等），并在睡前进行放松练习或冥想，能够帮助身体进入深度睡眠阶段，让夜间的脂肪燃烧效果更加显著。

❯ 3.11 个性化饮食方案：根据生活方式调整饮食

并非所有人的生活节奏和饮食需求都相同，因此我们需要根据不同的职业、运动量和生活方式，为自己定制个性化的饮食方案。

上班族的饮食建议

上班族通常久坐，运动量有限，因此在饮食中应注重减少精制碳水化合物的摄入，增加蛋白质和高纤维食物的比例。

建议早餐：高蛋白早餐，如鸡蛋、全麦面包、牛奶、牛油果、鸡肉等。

建议午餐：轻量化的高纤维、高蛋白午餐，如蔬菜沙拉搭配瘦肉或鱼类和粗粮。

建议晚餐：适量的蔬菜、健康脂肪和蛋白质，避免高热量食物。

运动爱好者的饮食建议

对于运动量较大的人群，特别是进行力量训练和耐力训练的人群，需要更多的碳水化合物和蛋白质来维持体力和修复肌肉。

建议餐前小食：运动前2小时，摄入复合碳水化合物（如燕麦或全麦面包）和少量蛋白质，以确保运动时有充足的能量。

建议运动后餐：高蛋白质餐搭配健康脂肪，如鸡胸肉、坚果、奶昔等。

家庭主妇的饮食建议

对于家庭主妇来说，通常会在家里进行较多的体力活动，因此可以灵活地安排每一餐的时间和内容。重点在于保持饮食的多样性，确保每餐都富含营养。

建议早餐：高膳食纤维谷物搭配酸奶和水果。

建议午餐和晚餐：以低卡路里的食物为主，如蔬菜汤、蒸蔬菜、鱼类等，同时控制油脂的摄入。

❯ 3.12 饮食调节与内脏脂肪控制：如何吃出健康体质

内脏脂肪不仅影响体型，还与多种慢性疾病息息相关。要有效减少内脏脂肪，饮食调节是最直接的方法。

减少精制糖分的摄入：过量的精制糖（如糖果、甜饮料等）是导致内脏脂肪积累的主要原因之一。为了减少内脏脂肪，首先要减少这些高糖食物的摄入。

选择替代品：选择水果来满足甜食需求，也可以用天然代糖代替精制糖，但代糖要少吃。

增加抗氧化食物的摄入：内脏脂肪的积累往往与身体的氧化压力有关。富含抗氧化物质的食物（如蓝莓、菠菜、绿茶等）可以帮助清除体内自由基，减少内脏脂肪的生成。

推荐食物：富含维生素C的柑橘类水果、富含多酚的绿茶、富含纤维的绿色蔬菜等。

控制摄入高GI碳水化合物：内脏脂肪的增加与胰岛素抗性

密切相关，因此，选择低GI的碳水化合物可以帮助降低胰岛素水平，从而减少脂肪储存。

推荐食物：糙米、全麦面包、藜麦、燕麦等低GI碳水化合物。

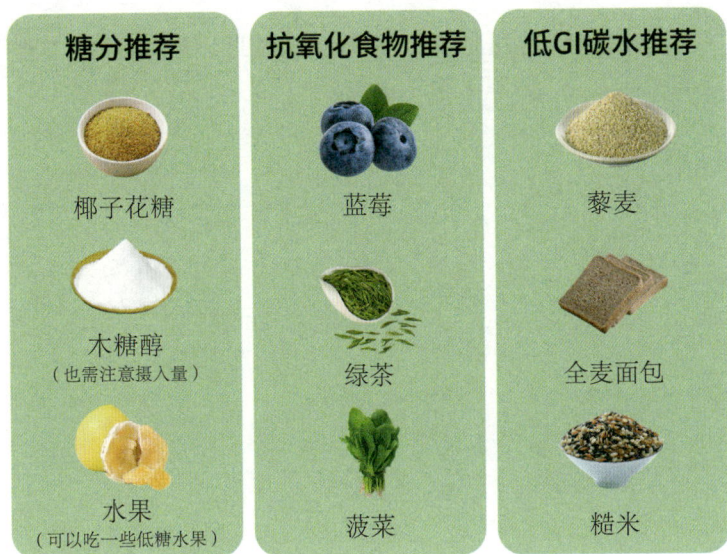

> 3.13 激活棕色脂肪：天然的脂肪燃烧机

棕色脂肪是一种可以帮助你燃烧能量的"好脂肪"，与白色脂肪不同，棕色脂肪可以通过饮食和生活方式的调整来激活，帮助你更快地燃烧卡路里。

冷刺激与棕色脂肪：研究表明，暴露在较低的温度下可以激活棕色脂肪。你可以通过冷水沐浴或在凉爽的环境下进行运动来激活棕色脂肪的作用。

饮食调节与棕色脂肪：一些研究还表明，特定食物（如姜黄中的姜黄素）也可以帮助激活棕色脂肪。

04

不用挨饿的减肥秘诀
——如何选择高饱腹感食物

很多人在减肥过程中，最大的挑战之一就是如何应对饥饿感。**挨饿**不仅会让你感到痛苦，还会降低你的代谢水平，最终阻碍减肥的效果。事实上，你可以通过选择正确的食物来提高饱腹感，达到不用挨饿也能成功减肥的目的。**高饱腹感食物**是减肥的好帮手，它们让你吃得饱、吃得健康，还能有效控制热量摄入。

这一章将详细介绍什么是高饱腹感食物，为什么它们对减肥至关重要，以及如何通过饮食调整让你保持长期的减肥动力。

❯ 4.1 饱腹感的科学：为什么有些食物让你更有饱腹感

饱腹感是指你在吃完一餐后感觉到"饱"的状态，而不同食物带来的饱腹感是不同的。**饱腹感的产生主要依赖食物在胃中的体积、膳食纤维的含量、消化速度等多种因素。**有些食物消化得快，容易让你很快又感到饿，而另一些食物则能在胃中停留较长时间，延缓饥饿感。

影响饱腹感的主要因素

食物的体积：体积较大的食物会占据更多胃部空间，因此更容易让你感到饱。例如，蔬菜和低糖水果，它们含有大量水分和纤维，能在不摄入过多热量的情况下提供饱腹感。

膳食纤维含量：膳食纤维是减肥过程中不可或缺的营养素，它能在胃中吸水膨胀，增加食物体积，并减缓食物的消化速度，帮助你更长时间感到饱足。

蛋白质：蛋白质是饱腹感最强的宏量营养素之一。摄入足够的蛋白质能帮助你控制食欲，减少对高热量零食的渴望。

食物的能量密度：能量密度是指每单位食物中的热量含量。低能量密度食物（如蔬菜、低糖水果等）在提供少量热量的同时，体积大，饱腹感强；而高能量密度食物（如油炸食品、甜点等）虽然热量高，但体积小，饱腹感弱。

〉4.2　高饱腹感食物的选择：哪些食物能让你更长时间不饿

选择高饱腹感的食物是成功减肥的关键。这些食物不仅能让你减少热量摄入，还能避免饥饿感带来的不适，让减肥变得更加轻松。以下是一些高饱腹感食物的代表。

高饱腹感食物

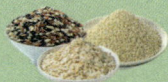

全谷物

饱腹感高，延长饱腹感

早餐时可以用燕麦搭配低糖水果和坚果制作成燕麦粥，既营养丰富，又能让你一上午都保持饱腹感。

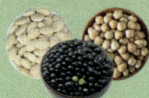

豆类

饱腹感高

豆类可以作为沙拉、汤或配菜的主要成分，与蔬菜或瘦肉一起食用，既能提供丰富的营养，又能让你保持饱腹感。

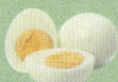

蛋类

饱腹感高

早餐煮两个鸡蛋或制作鸡蛋蔬菜煎饼，既简单又饱腹。

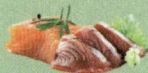

鱼类

有效增强饱腹感，同时促进脂肪代谢

将三文鱼烤制或清蒸，搭配大量蔬菜，既健康又美味。

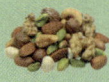

坚果

饱腹感时间长

每天吃一小把综合坚果作为零食，既满足了口腹之欲，又不会摄入过多热量。

全谷物：燕麦、糙米、藜麦等全谷物富含膳食纤维和复合碳水化合物，它们能在胃中缓慢消化，帮助稳定血糖水平，延长饱腹感。

推荐食用方式：早餐时可以用燕麦搭配低糖水果和坚果制作成燕麦粥，既营养丰富，又能让你一上午都保持饱腹感。

豆类：豆类（如扁豆、鹰嘴豆、黑豆等）是蛋白质和纤维的双重来源，它们的低热量高营养特点让它们成为理想的减肥食物。

推荐食用方式：豆类可以作为沙拉、汤或配菜的主要成分，与蔬菜或瘦肉一起食用，既能提供丰富的营养，又能让你保持饱腹感。

蛋类：鸡蛋是一种营养密度高的食物，富含优质蛋白质。研究表明，早餐吃鸡蛋的人比吃面包的人更容易控制全天的卡路里摄入。

推荐食用方式：早餐煮两个鸡蛋或制作鸡蛋蔬菜煎饼，既简单又饱腹。

鱼类：富含蛋白质和健康脂肪（如Omega-3脂肪酸）的鱼类，如三文鱼和金枪鱼，能有效增强饱腹感，同时促进脂肪代谢。

推荐食用方式：将三文鱼烤制或清蒸，搭配大量蔬菜，既健康又美味。

坚果：虽然坚果的热量较高，但它们富含健康脂肪和纤维，能在少量摄入的情况下提供长时间的饱腹感。

推荐食用方式：每天吃一小把综合坚果作为零食，既满足了口腹之欲，又不会摄入过多热量。

〉4.3　如何通过高饱腹感食物控制热量摄入

高饱腹感食物不仅能帮助你减轻饥饿感，还能在不知不觉中减少你一天的总热量摄入。研究表明，那些摄入高饱腹感食物的人，往往能比摄入低饱腹感食物的人吃得更少，但依然感到满足。

以下是一些利用高饱腹感食物控制热量摄入的小技巧。

优先选择高膳食纤维蔬菜：在每餐开始前先吃一份高膳食纤维蔬菜（如西兰花、菠菜、胡萝卜等），可以迅速增强饱腹感，减少之后的主餐摄入量。

多摄入蛋白质：保证在每餐中摄入足够的蛋白质，如瘦肉、鱼类、豆类或蛋类，可以有效延长餐后的饱腹感，避免在两餐之间摄入不必要的零食。

避免高能量密度食物：尽量减少食用高能量密度的食物（如糕点、薯片、巧克力等），这些食物容易让你在短时间内摄入大量热量，却不能提供足够的饱腹感。

选择健康的零食：如果感到饿，可以选择一些高纤维、低热量的零食，如低糖水果、蛋白棒、坚果等，而不是高糖、高脂肪的零食。

❯ 4.4 如何搭配高饱腹感的健康减肥餐单

为了帮助你更好地实践高饱腹感的减肥策略，我将提供一个高饱腹感健康餐单，让你在享受美食的同时，轻松控制热量。

早餐

燕麦粥+煮鸡蛋+一根香蕉

营养分析：燕麦提供复合碳水化合物和纤维，鸡蛋提供蛋白质，香蕉提供天然糖分和微量元素，整体饱腹感强，能量均衡。

午餐

烤三文鱼+藜麦沙拉+西兰花

营养分析：三文鱼富含蛋白质和健康脂肪，藜麦提供纤维和复合碳水化合物，西兰花富含维生素和纤维，能够提供丰富的营养并保持较长时间的饱腹感。

晚餐

鸡胸肉炒蔬菜+糙米

营养分析：鸡胸肉是瘦肉蛋白的优秀来源，糙米含有丰富的纤维，能帮助你在晚上控制食欲，减少夜间进食的可能性。

小食和零食

杏仁、小胡萝卜、苹果

营养分析：杏仁提供健康脂肪，胡萝卜富含纤维，苹果则是低热量、高纤维的理想零食。

早餐	燕麦粥 + 鸡蛋 + 一根香蕉	营养分析：燕麦提供复合碳水化合物和纤维，鸡蛋提供蛋白质、香蕉提供天然糖份和微量元素，整体饱腹感强，能量均衡。
午餐	烤三文鱼 + 藜麦沙拉、西兰花	营养分析：三文鱼富含蛋白质和健康脂肪，藜麦提供纤维和复合碳水化合物，西兰花含维生素和纤维，能够提供丰富的营养并保持较长时间的饱腹感。
晚餐	鸡胸肉蔬菜 + 糙米饭	营养分析：鸡胸肉是瘦肉蛋白的优秀来源，糙米含有丰富的纤维，能帮助你在晚上控制食欲，减少夜间进食的可能性。
小食零食	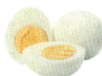 杏仁 + 小胡萝卜 + 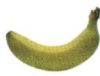 苹果	营养分析：杏仁提供健康脂肪，胡萝卜富含纤维，苹果则是低热量、高纤维的理想零食。

> 4.5 饮食与心态：让饱腹感成为你的"减肥武器"

在减肥过程中，很多人认为饱腹感是一种奢侈，害怕吃得太饱会影响减肥效果。但事实上，**饱腹感可以成为你减肥的强大"武器"**。选择正确的食物，可以满足你的食欲，同时避免过度摄入热量。

避免情绪化进食：当你感到压力大、疲劳或无聊时，很多人会倾向于用食物来安慰自己。高饱腹感食物能够帮助你在这些时刻控制情绪化进食的冲动，让你在心理和生理上都能感到满足。

重视每一餐的质量：不要以为减肥就必须忍受饥饿和无味的食物。精心选择高饱腹感食物，可以在享受美食的同时，感受到真正的满足感，进而减少对高热量零食的依赖。

> 4.6 科学支持：高饱腹感食物对减肥的有效性

大量研究表明，**高饱腹感食物能够帮助人们减少热量摄入，同时增强饮食的满足感**。以下是一些相关的科学研究。

研究一： 发表在《英国营养学杂志》上的一项研究表明，摄入富含纤维和蛋白质的高饱腹感食物能够显著减少一天的总热量摄入，并加强整体减肥效果。

研究二： 另一项研究发现，食用低能量密度、高体积的食物（如蔬菜、水果等）能增强饱腹感，同时降低肥胖和慢性疾病的发生风险。

❯ 4.7 低能量密度食物的优势：减肥餐单的核心

低能量密度食物是指每单位重量所含热量较低的食物。它们的体积大、热量低，通常富含水分、膳食纤维和营养，这使得它们成为人们在减肥过程中非常重要的选择。选择低能量密度食物，可以在减少热量摄入的同时吃得更饱，减轻饥饿感，避免暴饮暴食。

水果和蔬菜： 大多数水果和蔬菜都属于低能量密度食物，因为它们富含水分和膳食纤维，热量却很低。例如，西瓜、黄瓜、番茄等食物含水量极高，几乎不含脂肪，因此它们在提供丰富营养的同时，能够延长饱腹感。蔬菜中的叶绿素、维生素和矿物质不仅能促进身体健康，还能帮助你在不摄入多余热量的情况下获得营养。

推荐食物：黄瓜、西红柿、生菜、青椒、菠菜、蓝莓、草莓等，都是低热量且高营养的水果和蔬菜，适合在日常餐单中大量摄入。

汤类：研究表明，餐前喝一碗低热量的蔬菜汤可以帮助减少接下来的热量摄入。脂肪含量高的肉汤不可以。蔬菜汤的高水分含量会在胃中占据较大空间，提供饱腹感，同时热量极少。此外，汤类的温度和口感也会让人减缓进食速度，从而有助于身体更早地感知饱腹感。

推荐食用方式：每天午餐或晚餐前喝一小碗清汤，如番茄蔬菜汤或蘑菇汤，这样既能增加蔬菜摄入，又能减少之后的主餐食量。

全谷物：与精制谷物相比，全谷物的能量密度较低，富含膳食纤维。燕麦、糙米、藜麦等全谷物不仅能提供持久的能量，还能在消化过程中吸水膨胀，延缓消化时间，增强饱腹感。全谷物的缓慢消化有助于稳定血糖水平，避免餐后血糖急剧上升，引发食欲波动。

推荐食用方式：早餐时选择燕麦搭配坚果和水果，午餐或晚餐时用糙米或藜麦替代白米饭，这样既能保持长期饱腹感，又不会摄入多余的热量。

豆类：豆类（如鹰嘴豆、扁豆、黑豆等）不仅是蛋白质的良好来源，还富含纤维，是低能量密度的优质食物。豆类能延缓胃的排空，减轻两餐之间的饥饿感，同时还能为身体提供必要的氨基酸，有助于肌肉的修复和代谢水平的提升。

推荐食用方式：将豆类作为主食的替代物或加入沙拉、汤中，作为配餐的一部分，这样不仅能增加膳食纤维，还能增强餐后的饱腹感。

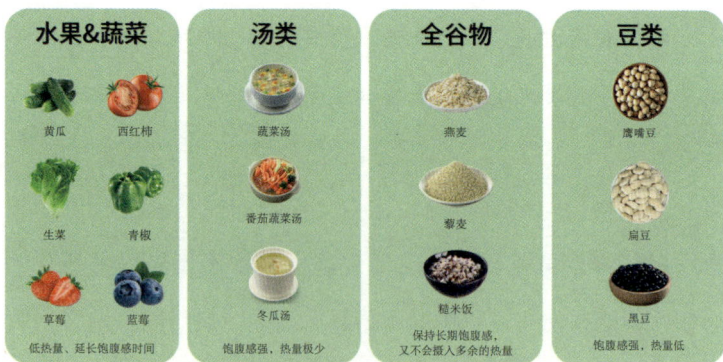

水果&蔬菜	汤类	全谷物	豆类
黄瓜　西红柿	蔬菜汤	燕麦	鹰嘴豆
生菜　青椒	番茄蔬菜汤	藜麦	扁豆
草莓　蓝莓	冬瓜汤	糙米饭	黑豆
低热量、延长饱腹感时间	饱腹感强，热量极少	保持长期饱腹感，又不会摄入多余的热量	饱腹感强，热量低

❯ 4.8　低能量密度食物的减脂机制

低能量密度食物减脂的机制非常简单有效。选择这些食物，可以摄入更多体积的食物，但整体的热量却相对较低。这种饮食方式不仅可以减少日常热量摄入，还能为身体提供足够的营养支持。

占据胃部空间，减轻饥饿感

低能量密度食物通常富含水分和膳食纤维，这两者在胃中会膨胀，产生较强的饱腹感。因为这些食物的体积大、热量低，所以胃内被占据后，你会更快产生饱腹感，减少对高热量食物的需求。例如，吃一大碗蔬菜沙拉可以让你感觉很饱，但实际上它只含有很少的热量。

缓慢消化，延长饱腹感

低能量密度食物的另一个优势在于消化缓慢，尤其是富含纤维的全谷物和豆类。它们在消化道内的停留时间较长，因此你可以保持较长时间的饱腹感。这种缓慢释放的能量有助于保持血糖稳定，避免因血糖波动引发饥饿感。

减少高能量食物的摄入

当你通过摄入低能量密度食物增强了饱腹感，自然会减少对高能量食物的需求。例如，如果你在用餐时先吃了一盘蔬菜或喝了一碗低热量的汤，那么你之后的主餐热量摄入就会自然减少。

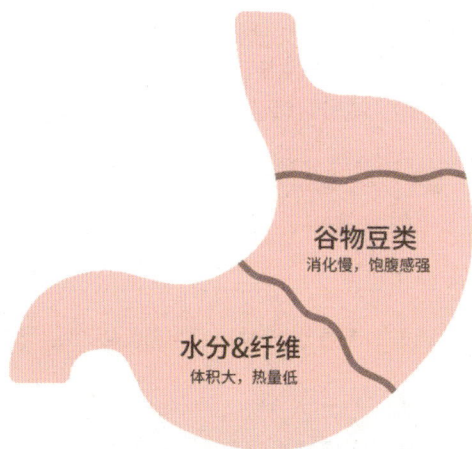

谷物豆类
消化慢，饱腹感强

水分&纤维
体积大，热量低

❯ 4.9 低能量密度食物与控制体重的科学支持

低能量密度食物在体重控制方面的效果已经得到了大量科学研究的支持。研究表明，那些经常摄入低能量密度食物的人，不仅体重更容易得到控制，还能避免肥胖相关的慢性疾病发生。

研究一：《美国临床营养学杂志》发表的一项研究表明，摄入低能量密度食物能够帮助参与者在不减少食物摄入量的前提下，减少总体热量摄入，并在6个月内显著减轻体重。研究结果显示，增加蔬菜和全谷物摄入的参与者，平均减重比减少总食物摄入的组高出25%。

研究二：哈佛大学医学院进行的一项研究发现，那些习惯摄入高水分和高纤维食物的人群，其体脂率明显低于摄入高能量密度食物的人群。这些参与者体重稳定，并且罹患糖尿病、心脏病等疾病的风险也大幅降低。

❭ 4.10　高饱腹感食物的误区：并非所有"健康"食物都能让你饱

尽管高饱腹感食物是减肥过程中的重要工具，但并不是所有看似健康的食物都能带来同样的饱腹感。一些食物虽然营养丰富，但它们的饱腹效果可能并不如想象的那样好，甚至可能导致摄入更多的热量。以下是一些常见的误区。

误区一：果汁与水果

很多人认为喝果汁是一种健康摄入维生素的方式，但事实上，果汁中的纤维已经被破坏，失去了完整水果所带来的饱腹感。喝一杯橙汁可能摄入与吃两三个橙子相同的热量，但橙子的饱腹感远远强于果汁。果汁容易快速被消化，导致血糖飙升，随后迅速下降，引发更强的饥饿感。

解决方法：尽量选择直接食用整个水果，保持纤维的完整性，这样能延长消化时间，提供更持久的饱腹感。

误区二：低脂或无脂产品

很多人认为选择低脂或无脂食品可以帮助减肥，但实际上，许多低脂产品在加工过程中添加了更多的糖分或其他填充物，以弥补口感上的损失。这些添加剂不仅降低了食物的饱腹感，还可能增加热量摄入，反而对减肥不利。

解决方法：优先选择天然的全脂食物，特别是含有健康脂肪的食物，如坚果、牛油果等，适量的脂肪不仅能增强饱腹感，还能帮助维持能量水平。

食物误区

橙子　VS　果汁

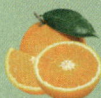

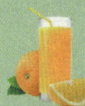

尽量选择直接食用整个水果，保持纤维的完整性，
这样能延长消化时间，提供更持久的饱腹感。

低脂产品　VS　全脂产品

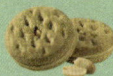

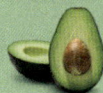

优先选择天然的全脂食物，特别是含有健康脂肪的食物，
如坚果、牛油果等，适量的脂肪不仅能增强饱腹感，
还能帮助维持能量水平。

❯ 4.11　进餐顺序与饱腹感：如何通过调整食物顺序来控制食量

你知道进餐顺序也会影响饱腹感吗？研究表明，合理安排食物的进餐顺序，可以更好地控制食量，避免过度摄入热量。以下是一些经过验证的进餐顺序策略。

先吃蔬菜或汤，增强饱腹感

在进餐时，先吃一份高纤维的蔬菜或饮一碗低热量的清汤，可以帮助增加胃内的体积，产生较强的饱腹感，减少主餐的热量摄入。

推荐顺序：用餐前先喝一碗蔬菜汤或清汤，接着吃富含纤维的蔬菜沙拉，然后再进食含蛋白质的主餐。这种进餐顺序不仅有助于控制食量，还能让血糖保持平稳。

优先摄入蛋白质，延长饱腹感

在主餐中优先吃蛋白质丰富的食物，如鱼类、瘦肉、鸡蛋等，能够快速提供饱腹感，同时减缓后续食物的消化速度，延长饱腹感的持续时间。

推荐食物：鱼类、鸡胸肉、豆腐、扁豆等富含蛋白质的食物可以帮助你在一餐中更早产生饱腹感，从而减少整体热量摄入。

适量摄入碳水化合物，避免血糖飙升

餐后进食碳水化合物，特别是复合碳水化合物（如糙米、藜麦等），有助于避免血糖的剧烈波动，稳定能量供应，降低暴饮暴食的风险。

推荐碳水来源：糙米、全麦面包、燕麦等，这些复合碳水

化合物消化较慢，能帮助你保持稳定的能量水平。

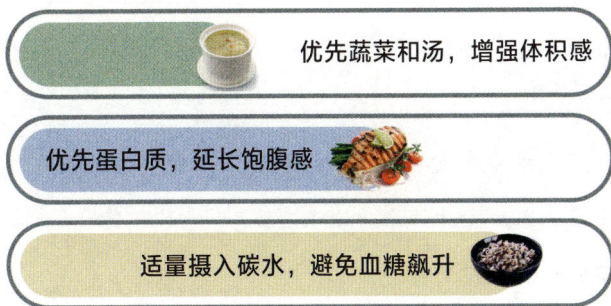

优先蔬菜和汤，增强体积感

优先蛋白质，延长饱腹感

适量摄入碳水，避免血糖飙升

❯ 4.12 延长饱腹感的小技巧：如何通过日常习惯保持饱足

除了选择正确的食物和调整进餐顺序外，还有一些小技巧能够帮助你延长饱腹感，从而更好地控制体重。

咀嚼慢一点，享受食物

研究表明，缓慢进食有助于身体更好地感知饱腹感。咀嚼得越慢，你的大脑就有更多时间处理饱足信号，避免在感到饱之前过量进食。

建议：每口食物咀嚼次数越多越好，放慢用餐节奏，专注于品尝食物的味道和质感。

避免分心进食

当你一边吃饭一边看电视、玩手机或处理其他事务时，容易导致过量进食。分心进食会让你失去对食物摄入的控制，进而减轻饱腹感。

建议： 专心享受每一餐，避免在用餐时分心。这样可以帮助你更好地感知食物带来的饱足感。

餐后适量饮水

餐后喝水可以进一步延长饱腹感。水分不仅能增加胃中食物的体积，还能促进消化，并帮助你避免在两餐之间感到过于饥饿。

建议： 用餐后喝一杯水或绿茶，既有助于消化，又能增强饱腹感。

延长饱腹感的小技巧

慢速进食　　专心用餐　　餐后饮水

05

第五章

全天候吃不停？

间歇性断食才是瘦身好帮手

　　你是否曾经想过减肥却总感觉时间不够，或者吃得过多而无法控制？"间歇性断食"或许是解决这个问题的绝佳方法。近年来，间歇性断食作为一种新兴的饮食方法，受到了广泛关注。它不仅能帮助你控制体重，还能提高代谢水平和脂肪燃烧效率，同时无须像传统节食那样挨饿。

　　本章将深入探讨间歇性断食的原理、常见的断食方法以及科学实施的技巧，帮助你轻松实现减肥目标。

＞ 5.1　什么是间歇性断食

　　间歇性断食并不是一种"挨饿"式的减肥方法，而是通过**限定进食的时间窗口**，让你的身体在一定时间内完全消化和代谢食物，从而提高脂肪燃烧效率。简单来说，间歇性断食就是在某个特定的时间段内不吃任何食物，然后在另外一个时间段内自由进食。

　　间歇性断食的工作原理基于以下几点。

　　激活脂肪燃烧：在长时间的空腹状态下，身体的糖原储备

耗尽，开始分解脂肪以提供能量。因此，断食期间，你的身体会优先燃烧脂肪储备。

提高胰岛素敏感性：断食可以帮助控制血糖水平，减少胰岛素的分泌。当胰岛素水平较低时，脂肪的储存会减少，脂肪燃烧的效率则会提高。

减少卡路里摄入：通过限定进食的时间窗口，很多人自然会减少每日的卡路里摄入量，从而达到减肥效果。

❯ 5.2 常见的间歇性断食方法

根据个人的生活习惯和身体需求，间歇性断食有多种方式可以选择。以下是几种最为常见的间歇性断食方法。

"16+8" 断食法

这是目前最受欢迎的一种间歇性断食方法。"16+8" 断食法指的是一天中有16小时处于空腹状态，剩下的8小时内可以自由进食。例如，如果你选择早上10点开始进食，那么最后一餐应该在晚上6点之前结束。

适合人群：适合希望循序渐进开始断食、拥有较为规律作息的上班族。

"5+2"断食法

"5+2"断食法意味着一周中的5天正常进食，而另外2天进行低热量断食。断食日每天摄入500—600卡路里，其他天则正常吃饭。这种方法能有效减少周热量摄入，对长期体重管理十分有益。

适合人群：适合那些想要保持较灵活饮食安排、不希望每天都进行断食的人群。

"16+8"断食法
- 16小时空腹状态
- 8小时内自由进食

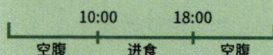

10:00　18:00
空腹　进食　空腹

适合人群：适合希望循序渐进开始断食、拥有较为规律作息的上班族。

"5+2"断食法
- 5天内正常进食
- 2天低热量断食

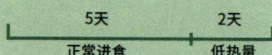

5天　2天
正常进食　低热量

适合人群：适合那些想要保持较灵活饮食安排、不希望每天都进行断食的人群。

＞ 5.3　间歇性断食的好处：不仅仅是减肥

间歇性断食的好处不仅仅限于减肥，它对身体的整体健康有很多积极影响。

　　提高代谢：断食期间，身体会自然激活代谢过程，刺激体内脂肪细胞的分解，提供能量。研究表明，间歇性断食可以提高基础代谢率，帮助你即使在不运动时也能燃烧更多热量。

　　改善胰岛素敏感性：通过断食，胰岛素水平得以稳定，减少血糖的波动。这对预防2型糖尿病和控制胰岛素抵抗有积极作用。

　　减轻炎症和氧化应激：长期高血糖会导致体内出现炎症，而间歇性断食可以降低体内的氧化应激，减少炎症反应，有助于降低慢性疾病的发生风险。

　　促进自噬：在断食期间，身体会启动"自噬"机制，即清除体内损伤或老化的细胞并加以修复。这一过程不仅对减肥有益，还能帮助延缓衰老，改善细胞功能。

＞ 5.4　间歇性断食的科学机制

　　间歇性断食的合理性主要基于以下几个生理机制。

　　脂肪的优先燃烧：当你断食时，身体的糖原储备会逐渐消耗殆尽，之后它会开始分解脂肪储备，以提供能量。这使得断食期间燃烧的主要是脂肪而非肌肉。

增加生长激素分泌：在断食状态下，身体会分泌更多的生长激素。这种激素能促进肌肉修复、增强脂肪代谢，从而更好地维持肌肉质量并加速脂肪燃烧。

降低胰岛素水平：胰岛素是促进脂肪储存的主要激素之一。通过降低胰岛素水平，间歇性断食帮助减少脂肪的储存，提高脂肪的分解效率。

❯ 5.5 如何安全实施间歇性断食

尽管间歇性断食对很多人来说是有效的减肥方式，但实施时仍需注意安全。以下是一些安全实施间歇性断食的建议。

从短时间断食开始：如果你是断食新手，建议从"16+8"或"14+10"这种较为温和的方式开始。

保证摄入足够的营养：在进食窗口期间，确保你的饮食营养均衡，富含蛋白质、健康脂肪和复合碳水化合物。避免摄入过多精制糖和高脂肪食物，以免影响断食效果。

保持水分：断食期间务必保持充足的水分摄入，可以喝水、无糖茶或黑咖啡，避免脱水。水分有助于清除体内毒素，帮助你更好地度过空腹阶段。

避免过度运动：在断食期间进行适度的低强度运动（如散步、瑜伽等）有益健康，但应避免进行高强度运动，以免因能量不足导致身体过度疲劳或晕眩。

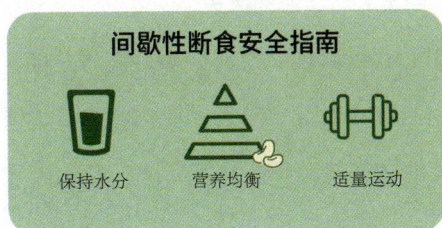

▶ 5.6　间歇性断食的误区与常见问题

虽然间歇性断食有很多优点，但也有一些常见的误解和误区。下面澄清一些常见问题，帮助你更好地理解间歇性断食。

误区一：断食期间吃多少都可以

虽然间歇性断食需要你在特定时间段内不进食，但并不意味着你在进食窗口内可以无节制地暴饮暴食。断食并不是"吃多少都可以"的借口，而是通过时间限制来控制食物摄入。

误区二：断食适合所有人

虽然间歇性断食对大多数人是安全的，但并不适合所有人。例如，孕妇、哺乳期女性、糖尿病患者以及有饮食失调史的人应该避免或谨慎选择这种方法。在开始断食之前，最好咨询营养师或医生。

误区三：断食会导致肌肉流失

很多人担心在断食期间肌肉会被分解用于能量供应，但实际上，适量的断食不会导致显著的肌肉流失。尤其是在断食期间，生长激素的增加有助于保护肌肉。

间歇性断食的常见误区

断食期间吃多少都可以
断食并不是"吃多少都可以"的借口，而是通过时间限制来控制食物摄入。

适合所有人
孕妇、哺乳期女性、糖尿病患者以及有饮食失调史的人应该避免或谨慎选择这种方法。

导致肌肉流失
在断食期间，生长激素的增加有助于保护肌肉。

❯ 5.7　实践间歇性断食：成功案例与经验分享

为了让理论变得更加实际和可操作，下面分享几个通过间歇性断食成功减肥的案例，并提供一些经验教训，帮助你顺利度过断食阶段。

案例一：办公室白领的"16+8"断食法

李女士是一位忙碌的办公室白领，长时间的坐姿让她的体重逐渐增加。通过实施"16+8"断食法，她在工作期间不再需要频繁吃零食，只在10点到18点之间进食。在两个月内，李女士轻松减掉了4公斤，并表示自己精力充沛，不再因为吃不饱而感到焦虑。

案例二：家庭主妇的"5+2"断食法

王女士是一位全职妈妈，长期食用高热量食物让她的体重难以控制。她选择了"5+2"断食法，一周两天只摄入500卡路里的轻食。经过5个月的坚持，她的体重减少了8公斤，同时保持了正常的生活节奏。

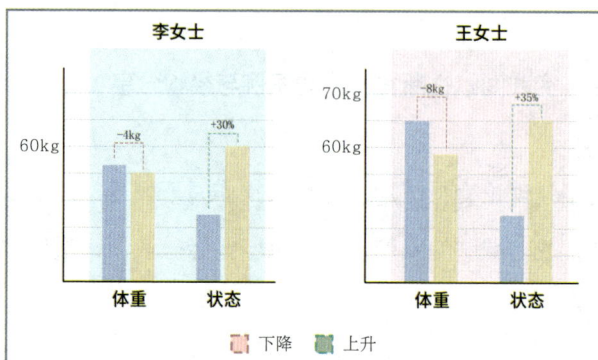

❯ 5.8 科学研究支持：间歇性断食的长期效果

间歇性断食的效果不仅被许多用户验证，也得到了科学研究的支持。以下是几项关键的研究。

研究一： 发表在《细胞代谢》上的一项研究显示，"16+8"间歇性断食法能够显著降低参与者的体脂率，并提高胰岛素敏感性。

研究二： 一项由北京医院/国家老年医学中心的教授团队主导，发表在《美国医学会杂志》子刊上的研究发现，4个月的"5+2"轻断食法平均减重9.7公斤。（来源：A 5:2 Intermittent Fasting Meal Replacement Diet and Glycemic Control for

Adults With Diabetes: The EARLY Randomized Clinical Trial. DOI：10.1001/JAMANETWORKOPEN.2024.16786）

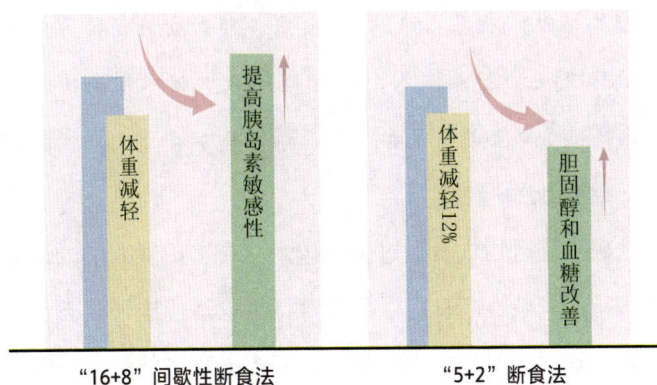

"16+8" 间歇性断食法　　　"5+2" 断食法

❯ 5.9　间歇性断食与不同饮食习惯的结合

间歇性断食可以与各种饮食习惯结合使用，从而增强其效果，帮助你更快实现减脂和健康目标。以下是几种常见的饮食方式及其与间歇性断食的结合。

地中海饮食

地中海饮食强调食用新鲜蔬菜、水果、全谷物、健康脂肪（如橄榄油）和适量的鱼类、豆类等。这种饮食方式与间歇性断食结合，可以在不减少营养摄入的前提下，帮助减少体内脂肪。地中海饮食中的丰富纤维和健康脂肪可以延长饱腹感，帮助你在断食期间更轻松地度过空腹时间。

推荐搭配：采用"5+2"断食法，非断食日坚持地中海饮食，确保充足的营养摄入；断食日则减少碳水化合物的摄入量，选择低卡路里的蔬菜和瘦肉。

低碳水化合物饮食

低碳水化合物饮食通过减少碳水化合物的摄入量，让身体燃烧脂肪。间歇性断食可以帮助身体更快适应这种状态，促进脂肪的分解和利用。在进食窗口期间摄入更多的优质蛋白质和健康脂肪，同时减少碳水化合物的摄入，能够进一步提升减脂效果。

推荐搭配："16+8"断食法与低碳饮食结合，让身体在更短时间内进入燃脂模式。进食窗口期间选择优质脂肪（如牛油果、橄榄油、坚果等）和高蛋白食物（如鸡胸肉、鱼类、鸡蛋等）。

高蛋白饮食

高蛋白饮食可以帮助保护肌肉质量，并增强饱腹感。将高蛋白饮食与间歇性断食结合，可以有效控制热量摄入，同时减轻饥饿感，特别适合进行力量训练和希望保持肌肉的人群。

推荐搭配："16+8"断食法，进食窗口期间摄入鸡蛋、瘦牛肉、鱼类、豆类等高蛋白食物，保持饱足感并促进肌肉修复。

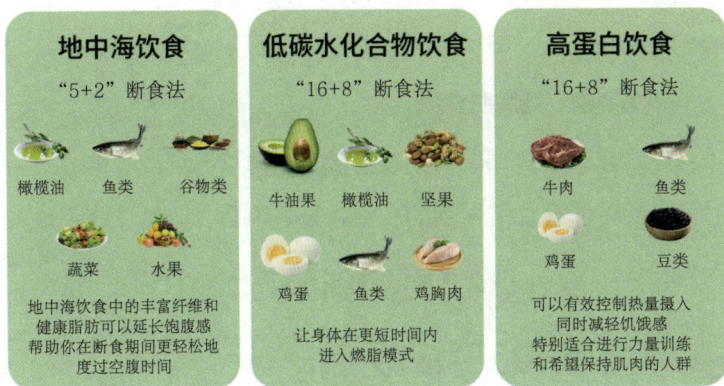

地中海饮食	低碳水化合物饮食	高蛋白饮食
"5+2"断食法	"16+8"断食法	"16+8"断食法
橄榄油　鱼类　谷物类 蔬菜　水果 地中海饮食中的丰富纤维和健康脂肪可以延长饱腹感帮助你在断食期间更轻松地度过空腹时间	牛油果　橄榄油　坚果 鸡蛋　鱼类　鸡胸肉 让身体在更短时间内进入燃脂模式	牛肉　鱼类 鸡蛋　豆类 可以有效控制热量摄入同时减轻饥饿感特别适合进行力量训练和希望保持肌肉的人群

❯ 5.10　进食窗口内的饮食安排

虽然间歇性断食限制了进食的时间窗口，但并不意味着你可以在这个时间段内随意进食。科学合理地安排进食窗口期间的饮食结构，能够帮助你在减脂的同时，保持身体的营养均衡。

优先摄入高营养密度食物

由于进食窗口时间有限，确保摄入的每一餐都具有高营养密度非常重要。选择富含蛋白质、纤维和健康脂肪的食物，可以帮助你更长时间保持饱腹感，并为身体提供足够的营养。

推荐食物：鸡胸肉、藜麦、牛油果、深色绿叶蔬菜、鱼类、坚果等。

避免高糖、高脂肪食物

尽管进食窗口期间可以自由进食，但摄入过多高糖或高脂肪的食物可能会抵消断食的减脂效果。因此，应尽量避免食用高糖零食、甜点、油炸食品等，选择更健康的替代品。

推荐替代品：将甜点替换为富含天然糖分的水果（如蓝莓、草莓等），将油炸食物替换为蒸煮、烤制的低脂食物。

按需补充蛋白质

在间歇性断食期间，蛋白质的摄入尤为重要，尤其是在进行力量训练或其他高强度运动后。蛋白质有助于修复肌肉，同时延长饱腹感，防止断食期间出现饥饿感。

推荐补充：进食窗口内至少包含两次富含蛋白质的餐食，如早餐的蛋白质奶昔和午餐的鸡肉沙拉。

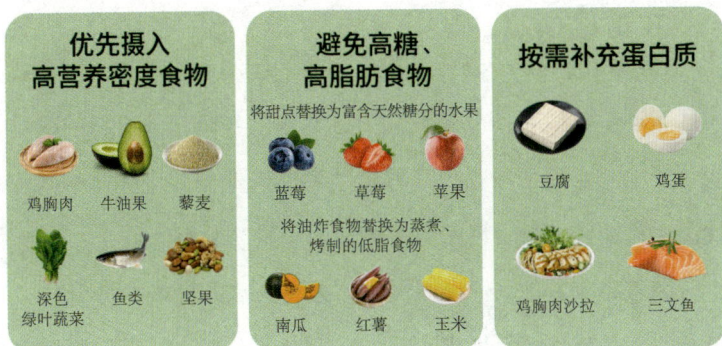

优先摄入高营养密度食物

鸡胸肉　牛油果　藜麦

深色绿叶蔬菜　鱼类　坚果

避免高糖、高脂肪食物

将甜点替换为富含天然糖分的水果

蓝莓　草莓　苹果

将油炸食物替换为蒸煮、烤制的低脂食物

南瓜　红薯　玉米

按需补充蛋白质

豆腐　鸡蛋

鸡胸肉沙拉　三文鱼

❯ 5.11　如何应对断食期间的饥饿感

对于初次尝试间歇性断食的人来说，**饥饿感**可能是最常见的挑战之一。然而，通过一些小技巧，可以有效缓解饥饿感，顺利度过断食时间。

保持水分

饥饿感有时是身体缺水的表现，保持充足的水分摄入能够有效减少饥饿感。喝水不仅有助于增强饱腹感，还能清除体内毒素，帮助身体更好地应对断食。

推荐饮品：除了水，还可以喝无糖茶、黑咖啡或加入少量柠檬的温水来提升口感，但要避免饮用含糖饮料。

低强度运动

在感到饥饿时，进行一些低强度的运动（如散步、瑜伽或伸展运动）可以帮助分散注意力，并刺激身体释放更多的内啡肽，让你感觉更加放松。这些活动还能进一步促进身体的新陈代谢，帮助你在断食期间更有效地燃烧脂肪。

推荐活动：15分钟的散步或5分钟的轻度伸展练习，可以帮助你更好地应对饥饿感。

延长餐后的饱腹感

选择富含膳食纤维和蛋白质的食物可以有效延长饱腹感。例如，在进食窗口内多吃蔬菜和蛋白质丰富的食物（如鸡胸肉、鱼类、豆类等），能帮助你在断食期间保持较低的饥饿水平。

推荐食物：早餐或午餐时加入更多的富含膳食纤维的食物，如藜麦、燕麦、豆类等，能有效减轻空腹时间内的饥饿感。

保持水分	低强度运动	延长餐后的饱腹感
水　无糖茶　黑咖啡	散步　伸展运动	藜麦　燕麦　豆类

❯ 5.12　间歇性断食与长期健康的关系

虽然间歇性断食主要被当作一种减肥方法,但它对长期健康也有诸多益处,特别是在预防慢性疾病和改善整体代谢方面。

预防心血管疾病

研究表明,间歇性断食有助于降低胆固醇、血压和血糖水平,这些都是心血管疾病的主要风险因素。通过减少脂肪储存,断食还能够改善血液中的脂质水平,帮助预防动脉硬化等心血管疾病。

科学支持: 发表在《美国心脏病学会杂志》上的研究表明,间歇性断食结合地中海饮食可能通过代谢调节、抗炎和抗氧化机制降低心血管疾病的发生风险。(来源: DOI: 10.1016/j.jacc.2020.07.049)

延长寿命

间歇性断食通过促进细胞自噬,有助于清除体内的损伤细胞,改善细胞健康。研究表明,动物实验中采用间歇性断食的实验组,其寿命得到了显著延长。尽管对人类的研究仍在进行，但已有早期数据支持这一假设。

科学支持：一项哈佛大学的研究显示，间歇性断食通过激活长寿基因SIRT1，能够改善细胞代谢，并可能延长人类寿命。（来源：DOI: 10.1016/j.cmet.2017.09.024）

降低2型糖尿病风险

通过控制胰岛素水平，间歇性断食能够有效预防2型糖尿病的发生。胰岛素敏感性的提高意味着身体可以更高效地处理糖分，降低胰岛素抵抗的发生概率。

科学支持：一项发表在《细胞代谢》期刊上的研究发现，断食能够显著改善参与者的胰岛素敏感性，尤其是那些处于糖尿病前期的个体。（来源：DOI: 10.1016/j.cmet.2018.04.010）

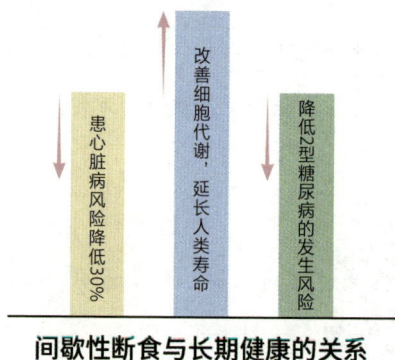

改善细胞代谢，延长人类寿命

患心脏病风险降低30%

降低2型糖尿病的发生风险

间歇性断食与长期健康的关系

06

第六章

女性减肥的误区
——减肥不等于少吃

在减肥的过程中，许多女性往往将"少吃"等同于"瘦下来"。这种观点虽然流传广泛，但实际上不仅对健康不利，还可能导致减肥失败。在这一章中，我们将探讨一些女性在减肥过程中常见的误区，特别是"少吃"等错误理念，并通过科学的分析为女性提供更加健康有效的减肥方案。

❯ 6.1 减肥等于少吃？——认识"热量赤字"与代谢关系

很多女性在开始减肥时，都会选择极端节食，减少食物摄入量，认为只要"吃得少"，体重就会快速下降。但这种方法往往会带来代谢减缓、营养缺乏，最终导致减肥停滞甚至体重反弹。

"热量赤字"的基本概念

减肥的确需要消耗的热量比摄入的热量更多，称为热量赤字。通过控制饮食和增加运动来实现热量赤字是合理的。然而，过度减少摄入会迫使身体进入"节能模式"，从而降低基础代谢率，最终减缓脂肪的消耗。

代谢减缓的后果

当摄入过少时，身体感受到"饥饿威胁"，会通过减少能量消耗来保存脂肪储备。这不仅会使减肥进展缓慢，还会让你更容易疲劳、免疫力下降，甚至引发月经不调等健康问题。

〉6.2　极端节食的五大危害

为了快速减肥，许多女性会选择极端节食法，这种方法在短期内可能会带来一些体重上的变化，但长期来看会对身体和心理造成巨大伤害。以下是极端节食的五大危害。

肌肉流失

极端节食不仅会减少脂肪，还会导致肌肉的流失。肌肉是身体燃烧卡路里的"主力军"，肌肉流失会使身体的基础代谢率下降，即使你恢复正常饮食，体重也容易反弹。

营养不良

长期少吃或饮食不均衡会导致体内严重缺乏维生素、矿物质和蛋白质。这可能会引发贫血、免疫功能下降、皮肤病、脱发等健康问题。

月经失调与激素紊乱

节食会导致**激素水平失衡**，特别是影响女性的**生殖激素分泌**。研究表明，长期节食会导致雌激素水平下降，引发月经不调甚至停经，严重者可能影响生育能力。

代谢减缓与反弹

节食导致的代谢减缓，使得一旦恢复正常饮食，体重往往会**迅速反弹**。身体在节食过程中降低了消耗热量的能力，反而更容易储存脂肪，减肥效果无法持续。

心理压力与情绪问题

长期处于饥饿状态不仅会损害身体，还会对心理健康产生负面影响。饥饿会引发**焦虑**、**抑郁**和**暴食倾向**，这些情绪问题反过来加剧了对食物的渴望，形成恶性循环。

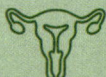

极端节食的五大危害

| 肌肉流失 | 营养不良 | 月经失调与激素紊乱 | 代谢减缓与反弹 | 心理压力与情绪问题 |

❯ 6.3　少吃≠减脂：减肥的关键是营养平衡

节食和少吃并不是减肥的唯一方法，事实上，**营养均衡**的饮食结构才是健康减肥的核心。通过摄入足够的营养，你不仅可以**保持代谢活跃**，还能够在减脂的同时**维持肌肉质量**，让体态更加紧致。

蛋白质：燃烧脂肪的关键

蛋白质是保持肌肉质量的基础，同时能够增强饱腹感，减少食欲，帮助你在减脂过程中维持能量消耗。通过摄入富含蛋白质的食物，如鸡胸肉、鱼类、豆类、蛋类，你可以在减少脂肪的同时防止肌肉流失。

健康脂肪：调节激素与代谢

很多人在减肥时会刻意减少脂肪摄入，认为脂肪摄入会让身体堆积更多脂肪。然而，健康的脂肪（如Omega-3脂肪酸）实际上能够**帮助调节激素**，促进脂肪的代谢。富含健康脂肪的食物如三文鱼、牛油果、坚果，不仅不会让你发胖，还能提升减脂效率。

碳水化合物：为身体提供能量

碳水化合物是身体的主要能量来源，完全拒绝碳水化合物会让你感到疲惫不堪。选择富含膳食纤维和复合碳水化合物的食物（如全谷物、燕麦、糙米），能够帮助你维持长效能量，并避免暴食。

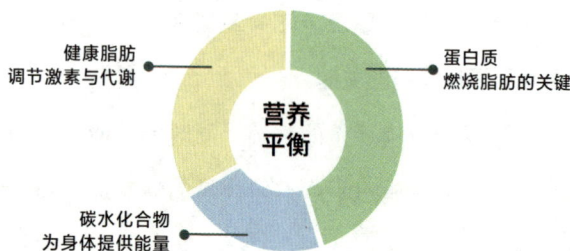

健康脂肪
调节激素与代谢

蛋白质
燃烧脂肪的关键

营养
平衡

碳水化合物
为身体提供能量

❯ 6.4 女性减肥常见误区

在减肥的过程中，许多女性因为缺乏正确的减肥知识，容易陷入一些常见的误区。以下是最常见的女性减肥误区。

误区一：只要吃得少，体重就会减下来

很多人以为只要减少食量，体重就能持续下降。然而，当摄入过少时，身体会进入节能模式，减少热量消耗，甚至增加

脂肪储存。

正确做法：通过适度减少热量摄入和增加运动量，维持代谢水平，而不是过度节食。

误区二：完全不吃碳水化合物

低碳水化合物饮食对于减肥确实在短期内有效，但完全不摄入碳水化合物会导致能量不足、情绪波动，甚至影响肌肉的生成。

正确做法：选择富含膳食纤维的复合碳水化合物，如燕麦、糙米等，它们能够提供稳定的能量来源，并帮助控制体重。

误区三：运动后可以随便吃

运动确实能够消耗大量的热量，但这并不意味着你可以不加控制地吃高热量食物。如果运动后摄入过多的高热量食物，可能抵消掉你运动消耗的热量。

正确做法：在运动后补充适量的蛋白质和健康碳水化合物，如全麦面包、蛋白奶昔等，有助于肌肉修复和维持能量。

误区四：快速减肥是最好的方法

很多人希望快速减掉体重，但过快的减重通常是水分和肌肉流失，并不是理想的脂肪减重。快速减肥还容易引发反弹，减肥效果难以持久。

正确做法：以每周0.5—1公斤的速度减重是比较健康的，能帮助你维持长期的减肥效果，并降低反弹的风险。

女性减肥误区

⊗ 误区	✓ 正确做法
只要吃得少体重就会减下来	通过适度减少热量摄入和增加运动量，维持代谢水平，而不是过度节食
完全不吃碳水化合物	选择富含膳食纤维的复合碳水化合物
运动后可以随便吃	在运动后补充适量的蛋白质和健康碳水化合物，有助于肌肉修复和维持能量
快速减肥是最好的方法	以每周0.5—1公斤的速度减重是比较健康的，能帮助你维持长期的减肥效果，并降低反弹的风险

❯ 6.5 正确的减肥心态：减肥不仅是为了体重

减肥往往被视为一种"体重管理"，但**真正健康的减肥**应该更加注重身体的整体状态，而不仅仅是体重的数字变化。过于关注体重反而可能让你忽略了更重要的健康指标，如体脂率、肌肉质量、代谢健康等。理解这些健康指标，能够帮助你在减肥的过程中保持积极的心态，不至于因为体重波动而气馁。

体重与体脂率的区别

很多人认为减肥的唯一目标是降低体重，但事实上，体重的波动不仅仅来源于脂肪的减少，水分、肌肉质量、激素变化都会影响体重，因此，单纯追求体重下降并不是最好的减肥策略。相比之下，**体脂率**才是衡量身体健康的关键指标。通过减少体脂、增加肌肉，你可以获得更加紧致、健康的体态，而不必过于关注体重数字。

关注肌肉质量，塑造理想体态

肌肉是身体新陈代谢的引擎，拥有更多的肌肉意味着你在休息时也能消耗更多的热量。因此，**减肥的重点不应只是减少**

体重，而是要保持或增加肌肉质量。通过力量训练与摄入足够的蛋白质，你可以在减脂的同时提升肌肉质量。

心理健康与情绪管理

减肥并不仅仅是身体上的变化，心理上的调节同样重要。许多女性在减肥过程中会因为体重波动、饮食控制等原因感到沮丧，甚至产生挫败感。这时，保持积极的心态尤为重要。减肥不仅是为了外在美，更是为了提升生活质量，增强自信。关注减肥带来的健康改善，如睡眠质量提升、能量水平提高等，这些改变远比体重数字的变化更值得关注。

减肥的长期目标是健康，而非短期的瘦身

很多人减肥过于追求短期效果，忽略了长期健康管理的重要性。快速减肥虽然能带来一时的体重下降，但往往伴随着反弹和健康问题。与其追求短期的体重减轻，不如设定长期健康目标，通过营养均衡、运动和健康生活方式来维持理想体态。将减肥视为一种生活方式，而非一时的挑战，这样才能真正实现健康减重。

保持积极的
心态尤为重要

体脂率才是衡量身体
健康的关键指标

**真正健康
的减肥**

保持或增加
肌肉质量

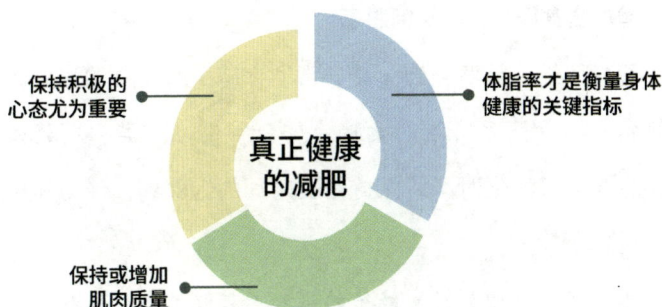

❯ 6.6　饮食与减肥：如何吃得健康又不长胖

在减肥的过程中，许多女性会担心"吃太多会长胖"，因此过度限制食量。然而，减肥并不意味着要挨饿。通过科学的饮食策略，你可以在不牺牲食物享受的情况下，达到减脂的目的。

控制分量，但不挨饿

减肥过程中，合理的分量控制是关键。你不需要为了减肥而让自己处于饥饿状态，这样反而可能导致暴饮暴食。通过控制每餐的食物分量，适当减少热量摄入，同时保持营养均衡，可以帮助你持续减少体脂，而不会因为挨饿而影响健康。

增加膳食纤维，延长饱腹感

膳食纤维能够增强饱腹感，帮助你减少对食物的渴望，防止暴食。富含膳食纤维的食物，如全谷物、豆类、蔬菜和水果，能够延长消化时间，保持更长时间的饱腹感，帮助你更容易控制饮食量。

建议：每天增加膳食纤维的摄入，搭配主餐，如在早餐中加入燕麦，在午餐中加入绿叶蔬菜和豆类，能够让你在不增加热量的前提下保持饱腹感。

适量摄入健康脂肪

适量摄入健康的脂肪（如单不饱和脂肪酸和Omega-3脂肪酸）能够帮助你在减肥过程中保持能量稳定，并减少对高糖食物的渴望。

建议：每天适量摄入富含健康脂肪的食物，如牛油果、坚果、橄榄油和三文鱼，它们不仅不会让你发胖，反而能够帮助你减少对不健康食物的依赖。

高蛋白饮食提升代谢

蛋白质不仅能够帮助你保持肌肉质量，还能提升基础代谢率，帮助身体燃烧更多的卡路里。增加蛋白质的摄入，可以有效增强饱腹感，减少对高热量零食的需求。

建议：每餐中加入足够的优质蛋白质，如鸡胸肉、鱼类、豆类、鸡蛋等，帮助你在减肥过程中保持能量，减少脂肪积累。

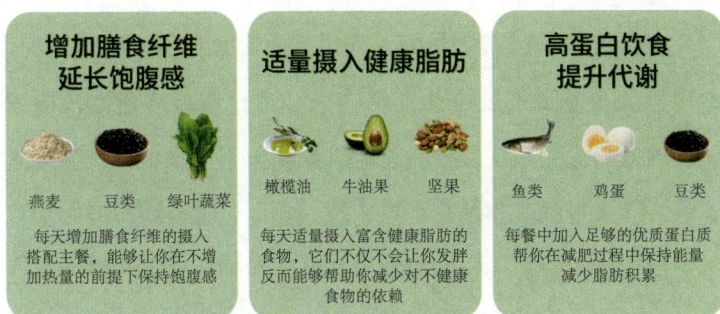

增加膳食纤维延长饱腹感

燕麦　豆类　绿叶蔬菜

每天增加膳食纤维的摄入搭配主餐，能够让你在不增加热量的前提下保持饱腹感

适量摄入健康脂肪

橄榄油　牛油果　坚果

每天适量摄入富含健康脂肪的食物，它们不仅不会让你发胖反而能够帮助你减少对不健康食物的依赖

高蛋白饮食提升代谢

鱼类　鸡蛋　豆类

每餐中加入足够的优质蛋白质帮你在减肥过程中保持能量减少脂肪积累

❯ 6.7 减肥不等于少吃：成功案例分享

为了让理论更加具体和实际，我分享几个**通过健康饮食和运动成功减肥**的女性案例。这些案例展示了如何通过营养均衡和合理的生活方式，在不极端节食的情况下实现健康减肥。

案例一：职场女性的减肥之路

李女士是一位忙碌的职场女性，长时间的工作让她的体重逐渐增加。起初，她尝试了少吃和极端节食的方法，但效果并不理想，体重很快反弹。后来，她调整饮食，增加富含蛋白质和膳食纤维的食物，如燕麦、鸡胸肉和蔬菜，并且每周坚持进行两次力量训练。半年后，她成功减掉了8公斤，且没有反弹。

案例二：宝妈的健康瘦身

张女士是一位新手妈妈，产后体重一直难以恢复。起初，她误以为少吃或不吃主食能够快速减重，但最终导致代谢减缓，体重毫无变化。咨询我之后，她调整了饮食结构，增加全谷物、优质蛋白质和健康脂肪的摄入。通过营养均衡的饮食和适度的运动，她在一年内成功恢复到产前的体重，精神状态也大为改善。

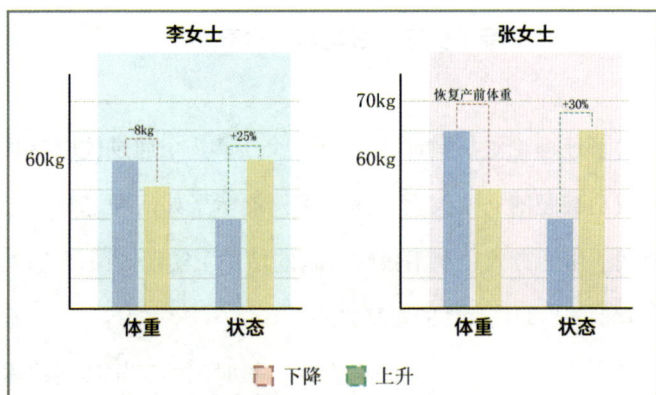

07

第七章

如何打造
专属于你的健康减肥餐单

在减肥的过程中，很多女性感到困惑，不知道该吃什么、怎么吃，才能既保持健康又有效减重。市面上的减肥食谱千篇一律，但真正适合你的减肥餐单，必须考虑到个人的**代谢水平、体重目标、饮食偏好**，以及生活方式等因素。

打造一个专属于自己的健康减肥餐单，不仅能帮助你有效减重，还能确保你在健康减肥过程中保持充足的能量、均衡的营养摄入，避免陷入节食带来的各种健康问题。

❯ 7.1 确定基础代谢率：减肥餐单的起点

在设计减肥餐单时，首先要明确的就是你的**基础代谢率（BMR）**。基础代谢率是你在完全静止状态下消耗的热量，它反映了你维持身体正常功能所需的能量。了解自己的基础代谢率，可以帮助你合理设定每日热量摄入，从而在保证身体正常运作的前提下实现减脂目标。

如何计算基础代谢率

你可以通过以下公式来计算自己的基础代谢率（当然用体

脂秤也可以测量出自己的基础代谢率）：

女性BMR=655+(9.6×体重[kg])+(1.8×身高[cm])−(4.7×年龄[岁])

调整热量摄入以实现减脂

知道了自己的基础代谢率后，下一步就是增加活动热量消耗，再设定适度的热量赤字。每天减少300—500千卡的热量摄入，可以帮助你稳定减脂，而不会因为过度节食导致代谢减缓或肌肉流失。

> 减脂 = BMR + 活动热量消耗 + 适度的热量赤字 − 300-500kcal 热量摄入

＞ 7.2　分配三大营养素：均衡饮食是关键

为了让你的身体在减脂过程中保持能量充足，并避免肌肉流失，你需要在蛋白质、碳水化合物和健康脂肪这三大营养素之间找到合适的比例。每个人的身体需求不同，因此三大营养素的分配需要个性化调整。

蛋白质：保持肌肉和增强饱腹感

在减脂过程中，蛋白质的摄入量应该占到每日总热量的

20%—30%。

推荐食物：鸡胸肉、鱼类、豆类、蛋类、低脂酸奶等。

碳水化合物：提供能量但避免暴食

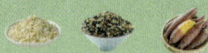

虽然低碳水饮食在短期内减肥效果显著，但长期来看，碳水化合物是身体重要的能量来源。选择富含膳食纤维的**复合碳水化合物**能够帮助你稳定血糖，并提供持久的能量，避免因低血糖而引发暴食。

推荐食物：全谷物、燕麦、糙米、藜麦、红薯等。

健康脂肪：调节激素和促进脂肪代谢

健康脂肪不仅对心血管健康有益，还能帮助调节激素，促进脂肪代谢。适量摄入健康脂肪还能增强饱腹感，避免暴饮暴食。脂肪的摄入量应控制在每日总热量的20%—25%。

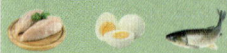

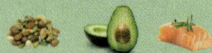

推荐食物：牛油果、坚果、橄榄油、亚麻籽、三文鱼等。

蛋白质	碳水化合物	健康脂肪
每日总热量的20%—30%	提供能量但避免暴食	每日总热量的20%—25%
鸡胸肉　鸡蛋　鱼类	燕麦　糙米　红薯	坚果　牛油果　三文鱼

❯ 7.3 根据体型和目标定制餐单

每个人的体型和减肥目标不同，适合的餐单也不尽相同。**个性化的餐单设计**需要根据你的身体情况、减肥目标、生活方式等因素来调整。

苹果型身材：减少腹部脂肪

苹果型身材的女性腹部通常会堆积更多的脂肪，因此需要特别注意血糖和胰岛素的平衡。选择低GI（血糖生成指数）食物（如全谷物和蔬菜），可以帮助控制血糖水平，减少腹部脂肪的堆积。

建议：多吃富含膳食纤维的食物，如燕麦、藜麦、豆类，减少糖分和精制碳水化合物的摄入。

梨形身材：减少臀、腿脂肪

梨形身材的女性，她们的臀部和大腿更容易囤积脂肪。力量训练结合富含蛋白质的饮食有助于塑造下半身的线条，减少多余的脂肪。

建议：增加优质蛋白质的摄入，如鱼类、鸡蛋、豆类，并搭配适量的健康脂肪。

目标是增肌

如果你的目标是通过减脂塑造更紧致的体态，同时增加一些肌肉，那么蛋白质的摄入比例需要进一步提升，达到每日总热量的30%—35%。同时，可以增加力量训练，以促进肌肉合成。

建议：在每餐中加入高蛋白食物，如鸡胸肉、酸奶、豆类，同时避免高糖饮料和精制食品。

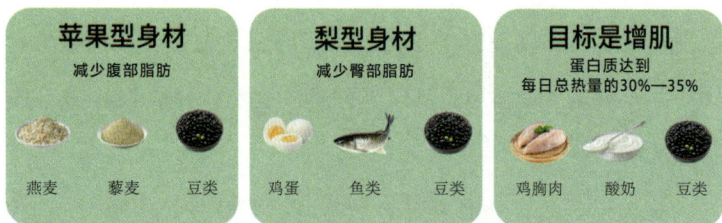

苹果型身材	梨型身材	目标是增肌
减少腹部脂肪	减少臀部脂肪	蛋白质达到每日总热量的30%—35%
燕麦　藜麦　豆类	鸡蛋　鱼类　豆类	鸡胸肉　酸奶　豆类

❯ 7.4　科学的进食时间安排

除了吃什么，**什么时候吃**同样会对减肥效果产生重要影响。科学的进食时间安排可以帮助你更好地管理饥饿感、控制食欲，并提高新陈代谢。

分餐进食法：防止暴食

将每日的三餐分成四到五餐可以帮助你稳定血糖水平，减少暴食的可能性。通过少食多餐，身体能够更有效地吸收营养，并保持能量的平稳供应。

建议：上午和下午安排两次健康的小吃（如坚果、酸奶、蔬果），避免正餐之间产生饥饿感。

运动前后的饮食安排

在运动前摄入适量的碳水化合物和蛋白质，可以帮助你在运动中保持能量，并提高脂肪燃烧率。运动后则需要补充蛋白质，帮助恢复和修复肌肉。

建议：运动前30分钟吃一小碗燕麦或香蕉，运动后30分钟内摄入蛋白质，如蛋白奶昔、鸡蛋或酸奶。

避免深夜进食

晚上消化功能减弱，摄入高热量食物容易导致脂肪储存。因此，尽量避免在睡前两小时内进食高热量的食物，尤其是高糖或高脂肪的零食。

建议：如果感到饥饿，可以选择喝一杯温牛奶或吃一小块坚果，这样既能缓解饥饿感，又不会影响睡眠和减脂效果。

分餐进食法

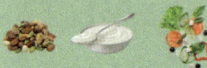

坚果　酸奶　蔬果

上午和下午安排两次健康
的小吃（如坚果、酸奶、蔬果）
避免正餐之间产生饥饿感

**运动前后的
饮食安排**

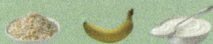

燕麦　香蕉　酸奶

运动前30分钟吃一小碗燕麦
或香蕉，运动后30分钟内摄入蛋
白质，如蛋白奶昔、鸡蛋或酸奶

避免深夜进食

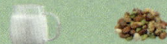

牛奶　　坚果

如果感到饥饿，可以选择喝
一杯温牛奶或吃一小块坚果
这样既能缓解饥饿感
又不会影响睡眠和减脂效果

〉7.5　经典的减肥餐单示例

为了帮助你更好地设计个性化的减肥餐单，我为你准备了
一些经典的健康餐单示例。每个餐单都包含了丰富的蛋白质、
复合碳水化合物和健康脂肪，帮助你在保持饱腹感的同时，实
现健康减脂。

第一天：蛋白质优先日

早餐：鸡蛋蔬菜煎饼+牛奶燕麦+水煮蛋

这顿早餐富含蛋白质和健康脂肪，有助于增强饱腹感，提
供持久的能量。

午餐：鸡胸肉炒西兰花+糙米饭

鸡胸肉是低脂高蛋白的优质食物，搭配富含膳食纤维的蔬

菜，能够提供足够的营养，同时减少对热量的摄入。

晚餐：清蒸鲈鱼+清炒时蔬+蒸土豆

三文鱼富含Omega-3脂肪酸，有助于改善新陈代谢，搭配红薯和西兰花，可以提供丰富的抗氧化剂和复合碳水化合物。

健康小吃：希腊酸奶+蓝莓

希腊酸奶富含蛋白质，蓝莓富含抗氧化剂，能够帮助你保持饱腹感，同时为身体提供能量。

第二天：低碳水化合物日

早餐：虾仁蒸蛋+黄瓜+无糖豆浆

这是一份低碳水化合物的早餐，能够帮助你在上午维持稳定的血糖水平，避免因碳水化合物过量而引发能量骤降。

午餐：牛排+清炒芦笋+豆腐汤

牛排提供优质的蛋白质，搭配低碳水化合物的蔬菜，能够维持体内的能量平衡，并提供重要的微量元素。

晚餐：白切鸡+青椒炒豆芽+土豆丝

鸡腿肉富含蛋白质和健康脂肪，搭配土豆，有助于减少夜间血糖波动。

健康小吃：一小把坚果+黄瓜片

坚果提供健康脂肪和蛋白质，黄瓜片则是低热量食物的健康选择。

第三天：均衡日

早餐：水煮蛋+玉米+全麦燕麦（加杏仁和香蕉片）

全麦燕麦富含纤维，能够提供长时间的饱腹感，搭配杏仁和香蕉片，有助于提供丰富的微量元素和能量。

午餐：虾仁滑蛋+芹菜炒香干+糙米饭

这是一顿营养均衡的午餐，提供了蛋白质、碳水化合物和丰富的维生素，有助于提升下午的工作效率。

晚餐：金枪鱼肉+炒西兰花+糙米

金枪鱼富含Omega-3脂肪酸，糙米提供复合碳水化合物，西兰花富含纤维和维生素C，有助于提升免疫力和代谢。

健康小吃：胡萝卜条+牛油果蘸酱

牛油果提供健康脂肪，胡萝卜条是低热量且富含膳食纤维的"零食"，适合作为饭后点心。

第一天：蛋白质优先日

早餐：鸡蛋蔬菜煎饼+牛奶燕麦+水煮蛋
午餐：鸡胸肉炒西兰花+糙米饭
晚餐：清蒸鲈鱼+清炒时蔬+蒸土豆
健康小吃：希腊酸奶+蓝莓

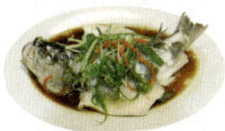

第二天：低碳水化合物日

早餐：虾仁蒸蛋+黄瓜+无糖豆浆
午餐：牛排+清炒芦笋+豆腐汤
晚餐：白切鸡+青椒炒豆芽+土豆丝
健康小吃：一小把坚果+黄瓜片

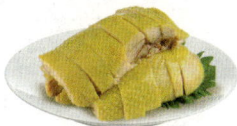

第三天：均衡日

早餐：水煮蛋+玉米+全麦燕麦
午餐：虾仁滑蛋+芹菜炒香干+糙米饭
晚餐：金枪鱼肉+炒西兰花+糙米
健康小吃：胡萝卜条+牛油果蘸酱

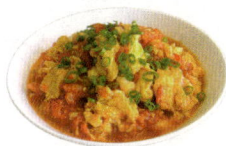

▶ 7.6　如何在不同场合按照减肥餐单吃饭

　　无论你是在家就餐还是外出就餐，**如何按照减肥餐**吃饭是许多女性在减肥过程中遇到的挑战。以下是一些实用的建议，帮助你在不同的生活场景中按照你的健康餐单吃饭。

在家：预先准备餐食，避免冲动进食

准备健康餐单的关键在于提前规划和准备食物。通过一次性准备好一周的食材，你可以避免在饥饿时随意进食不健康的零食或外卖。

建议：每周末准备好一周的蔬菜、肉类和健康主食，并分装在食物储存盒中，方便工作日快速食用。

在外出差：选择低脂低糖的餐点

出差或旅行时，保持健康饮食可能是一个挑战。但只要有意识地选择健康的餐点，依然可以坚持减肥餐单。

建议：尽量选择沙拉、烤肉、蒸鱼等低脂肪、低糖的食物，避免油炸食品或含糖饮料。

在朋友聚会：坚持健康的选择

聚餐时，很容易受到周围人的影响而选择高热量食物。此时，你可以通过多吃蔬菜来减轻饥饿感，或者选择健康清淡的菜品。

建议：在聚会中选择蒸、烤、炖的食物，尽量避免油炸和高糖的餐点。

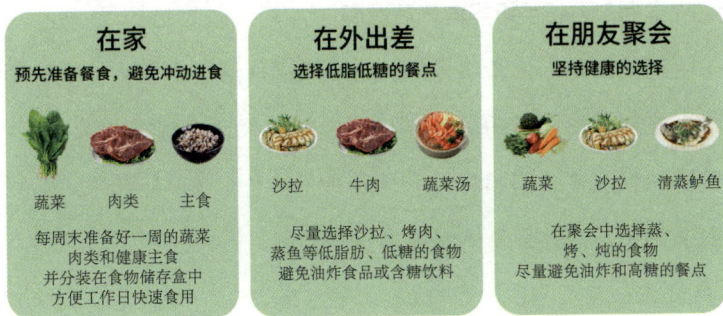

在家	在外出差	在朋友聚会
预先准备餐食，避免冲动进食	选择低脂低糖的餐点	坚持健康的选择
蔬菜　肉类　主食	沙拉　牛肉　蔬菜汤	蔬菜　沙拉　清蒸鲈鱼
每周末准备好一周的蔬菜肉类和健康主食并分装在食物储存盒中方便工作日快速食用	尽量选择沙拉、烤肉、蒸鱼等低脂肪、低糖的食物避免油炸食品或含糖饮料	在聚会中选择蒸、烤、炖的食物尽量避免油炸和高糖的餐点

❯ 7.7　成功案例：通过个性化餐单实现减肥目标

为了激励大家，我分享几个成功案例，展示如何通过个性化的减肥餐单，实现健康减肥的目标。这些女性通过调整饮食结构和科学的进食策略，获得了健康的体态和更好的生活质量。

案例一：忙碌的职场女性

陈女士是一位在互联网公司工作的女性，长期的加班和不规律的饮食让她的体重逐渐上升。通过制定专属于她的减肥餐单，每天搭配高蛋白、低碳水的食物，她在6个月内成功减掉了12公斤，工作精力也得到了显著提升。

案例二：新手妈妈的产后减脂

刘女士是一位新手妈妈，产后她选择通过个性化的减肥餐单来恢复体形。她每天根据自身的基础代谢率调整热量摄入，并增加摄入富含膳食纤维和蛋白质的食物。在9个月内，她减去了15公斤，并且身体恢复得非常健康。

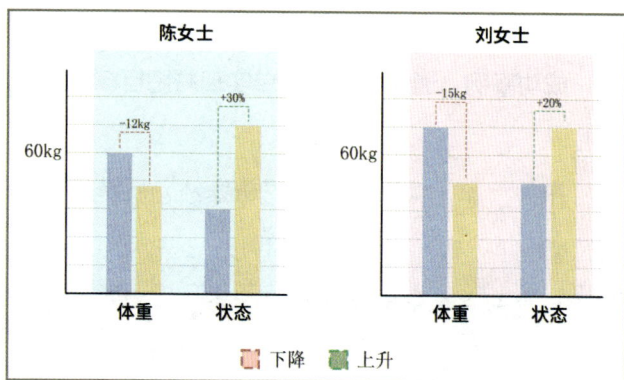

08

第八章

外食无惧！
在餐厅也能越吃越瘦的点餐
技巧

在忙碌的现代生活中，外出就餐已经成为日常生活的一部分。对于正在减肥的人来说，外出吃饭时往往感到困扰，担心餐厅提供的食物热量过高、营养不均衡，最终影响减脂效果。然而，外出就餐并不意味着你必须牺牲健康或放弃减肥计划。**掌握科学的点餐技巧**，不仅能让你继续享受美食，还能确保在餐厅中做出健康的选择，继续减脂。

本章将详细介绍在不同类型的餐厅中，如何灵活点餐并保持低卡、低脂、高营养的饮食，帮助你轻松实现"吃得健康，越吃越瘦"的目标。

〉8.1 外出就餐时的常见误区

外出就餐时，许多人常常犯下饮食误区，导致热量摄入超标。以下是一些常见的误区。

误区一：沙拉是最健康的选择

很多人认为点一份沙拉就是最健康的选择，然而，许多餐厅的沙拉中隐藏着大量高热量的奶酪、培根、油炸面包丁,以及高脂高糖的沙拉酱。这些配料会让你在无意中摄入更多的热量,反而影响减肥效果。

建议:选择清淡的沙拉,避免含有高热量的配料,沙拉酱应选择油醋酱或柠檬汁,并且尽量少用。

误区二:无肉不欢——多点肉会更饱

很多人在外就餐时,喜欢点大量的肉类,认为这样可以有更强的饱腹感,然而餐厅的肉类往往经过油炸、过度烹调或带有过多的酱汁。这些烹饪方法会让食物的热量急剧增加,特别是一些油炸肉类。

建议:选择蒸、烤、炖的肉类,避免油炸和过量的酱料,可以选择鸡胸肉、鱼类等低脂高蛋白的食物。

误区三:无糖饮料比正餐更"安全"

很多人会选择无糖饮料作为减肥的饮料替代品,然而无糖饮料中的人工甜味剂虽然没有热量,但有研究表明,这类甜味剂可能会增加食欲,导致你在之后摄入更多的食物,最终影响减肥进度。

建议：尽量选择纯水、矿泉水、绿茶等不含糖的饮品，避免无糖饮料对食欲的刺激。

餐厅就餐的常见误区

❌ 误区　　　✅ 正确做法

沙拉是最健康的选择

选择清淡的沙拉，避免含有高热量的配料，沙拉酱应选择油醋酱或柠檬汁，并且尽量少用

无肉不欢
多点肉会更饱

鸡胸肉　　鱼类

选择蒸、烤、炖的肉类，避免油炸和过量的酱料，可以选择鸡胸肉、鱼类等低脂高蛋白的食物

无糖饮料
比正餐更"安全"

纯水　　茶

尽量选择纯水、矿泉水、绿茶等不含糖的饮品，避免无糖饮料对食欲的刺激

❯ 8.2 不同类型餐厅的健康点餐技巧

根据餐厅类型的不同，点餐技巧也有所不同。无论你是在快餐店、意大利餐厅还是中餐馆，都可以通过合理选择食物，坚持你的减肥计划。以下是不同类型餐厅的健康点餐技巧。

快餐店：快速健康的选择

在快餐店，食物往往高油、高盐且缺乏营养，但你依然有一些相对健康的选择。

避免油炸食品

快餐店以油炸食品著称，特别是炸薯条、炸鸡翅等，这些食物的热量极高，脂肪含量也非常高。

建议：选择烤牛肉堡或板烧鸡腿堡，并要求去掉酱料或减少酱料的使用。

选择全麦或低卡主食

在快餐店里，常见的主食多为白面包、汉堡包等精制碳水化合物，容易导致血糖波动。

建议：如果可以选择，尽量选用全麦面包替代，并减少薯条等高热量配菜，选择沙拉作为配餐。

控制分量

快餐店的分量往往超标，尤其是大份的套餐，容易让你不知不觉就吃下过多的热量。

建议：选择小份或儿童份的餐点，搭配矿泉水或无糖饮料，避免含糖饮料。

意大利餐厅：如何避免高热量陷阱

意大利餐厅以意面、比萨、奶酪闻名，虽然这些食物味道鲜美，但往往热量惊人。不过，采取明智的点餐策略，你依然可以在意大利餐厅吃得健康。

选择清淡的意面酱汁

意面是意大利餐厅的经典菜品，但许多酱汁尤其是奶油酱、培根酱等，热量和脂肪含量非常高。

建议：选择番茄酱或蒜蓉橄榄油酱等清淡的酱汁，这类酱汁热量较低，且含有丰富的抗氧化剂。

避免重奶酪比萨

比萨的奶酪含量极高，尤其是四重奶酪比萨，热量爆表。

建议：选择含有蔬菜、蘑菇、海鲜的比萨，要求减少奶酪的用量，并搭配一份沙拉平衡营养。

添加蛋白质，减少碳水化合物

如果你点意面作为主菜，尽量选择添加鸡胸肉、海鲜等优质蛋白质，减少面条的分量，以避免摄入过多的碳水化合物。

中餐馆：掌握蒸、煮、炖的原则

中餐馆的菜品丰富多样，但很多菜肴都经过油炸、勾芡、爆炒等高油高盐的烹饪方式。了解一些点餐技巧，能够帮助你在享用美味中餐时保持健康。

优先选择清蒸或水煮的菜肴

蒸鱼、白灼虾、清蒸鸡等菜肴不仅脂肪含量低，且保留了食材的原味和营养。

建议：点餐时选择蒸、煮、炖的菜肴，避免油炸或过度炒制的食物。

减少勾芡菜肴的摄入

勾芡菜肴中的淀粉含量极高，且热量容易超标，如宫保鸡丁、糖醋里脊等。

建议：选择不带酱汁的清淡菜肴，如蒜蓉时蔬、清炒豆苗等，并搭配蒸饭或糙米饭。

控制主食的分量

中餐中的米饭或面食往往是主食，但过量摄入精制米面会增加脂肪囤积。

建议： 点餐时可以选择少量蒸饭或糙米饭，避免过量食用炒饭、面条等高油主食。

快餐店
快速健康的选择

沙拉　纯水　全麦面包

避免油炸食品，选择全麦或低卡主食，选择小份或儿童份的餐点，搭配矿泉水避免含糖饮料

意大利餐厅
如何避免高热量陷阱

海鲜　鸡胸肉　蔬菜

选择清淡的意面酱汁，避免重奶酪披萨，添加蛋白质减少碳水化合物

中餐馆
掌握蒸、煮、炖的原则

蒸红薯　蔬菜汤　糙米饭

优先选择清蒸或水煮的菜肴减少勾芡菜肴的摄入控制主食的分量

＞ 8.3　适合外食的减脂饮品

外出就餐时，饮品常常是忽视的热量来源。许多看似清爽的饮品，实际上含有大量糖分和空卡路里，可能会影响减肥进程。以下是一些适合外食的**低热量健康饮品**，能够帮助你在外食时有效控制饮品热量摄入。

纯水和气泡水

最简单、最健康的选择是纯水或无添加的气泡水。它们不仅无热量，还能帮助你维持身体水分平衡，在外出就餐时特别适合替代高糖饮料。

建议：选择加柠檬片或薄荷叶的气泡水，既能提升口感，又能保持清爽感。

绿茶

绿茶含有丰富的抗氧化剂，特别是儿茶素，可以促进新陈代谢，减少脂肪堆积。无糖的绿茶是外出就餐时的理想饮品，热量低又有助于消化。

建议：选择无糖的现泡绿茶，避免瓶装绿茶中隐藏的糖分。

柠檬水

柠檬水不仅热量低，还能提升免疫力，促进消化。它清爽的口感能够满足你的味觉需求，减少对含糖饮料的依赖。

建议：在餐厅点一杯加柠檬片的温水或气泡水，既健康又美味。

无糖的草本茶

像洋甘菊茶、薄荷茶等草本茶不仅没有热量，还能够舒缓神经、促进消化，是晚餐时的理想选择。

建议：不加糖的草本茶，特别适合在晚餐后喝一杯，促进消化。

黑咖啡

黑咖啡不加糖和奶油时，几乎没有热量，并且含有咖啡因，可以促进脂肪燃烧和提高专注力。

建议：选择不加糖和奶油的黑咖啡，避免饮用含有大量糖分和奶油的拿铁、卡布奇诺等高热量咖啡饮品。

低热量健康饮品

纯水　柠檬水　绿茶

无糖草本茶　黑咖啡

❭ 8.4　如何应对"社交吃饭"的热量陷阱

在社交场合，朋友聚会、商务晚宴等许多饮食选择往往不在你的控制范围内，容易让你摄入过多热量。这时，掌握应对社交场合的饮食策略，可以帮助你在社交时保持减肥进度。

提前计划，掌控全局

在去餐厅前，可以提前查看餐厅的菜单，选择相对健康的菜品。如果餐厅没有在线菜单，可以选择几个常见的健康菜肴（如清蒸鱼、烤鸡胸肉、清炒蔬菜），避免在场时匆忙做决定。

建议：提前计划你要吃的菜，避免现场因为焦虑而随便点高热量的食物。

控制分量，避免过量

在社交场合，上的食物通常源源不断，容易让你不知不觉摄入过多热量。通过控制食物的分量，你可以享受美食而不会超出日常热量需求。

建议：选择小份的菜肴，避免"吃到撑"的情况。你可以要求分餐，或者只吃一部分主食，将剩余的打包带走。

跟朋友分享，减少热量负担

一些社交聚会中，大家往往会点多个菜肴共食。你可以通过跟朋友分享高热量的食物，来避免自己摄入过多的卡路里。

建议：如果点了高热量的菜品（如比萨、油炸食品），可以跟朋友分享，只吃少量，减少个人热量摄入。

避免多余的饮料和酒精

社交场合中，饮料和酒精是隐藏的热量来源。尤其是含糖饮料、鸡尾酒等，往往会让你在不知不觉中摄入大量热量。

建议：尽量选择水、无糖茶或气泡水，减少酒精的摄入。如果不得不喝，可以选择红酒或清淡的啤酒，并适量饮用。

社交场合的饮食策略

| 控制分量
避免过量 | 跟朋友分享
减少热量负担 | 避免多余的
饮料和酒精 |

〉8.5 外食健康减肥的成功案例

为了更好地展示外食如何不影响减脂进程，我分享几个成功案例，这些女性通过掌握科学的点餐技巧，在外出就餐时成功减脂，获得了健康的体态。

案例一：商务人士的健康外食之道

赵女士是一名经常外出应酬的商务人士。她发现自己因为外出应酬次数过多，体重不断增加。后来，她通过学习如何在餐厅中选择健康的菜品，并在聚会中坚持选择低热量饮品，如无糖绿茶、矿泉水等，逐渐将体重控制住。在6个月内，她的社交生活依然很繁忙，但她成功减掉了8公斤。

案例二：聚会控的外食减脂成功经验

刘女士喜欢与朋友聚会，但频繁的外出就餐让她的体重逐渐上升。她决定通过调整饮食习惯，控制每次外食的分量，同时选择清蒸、烤制的菜肴，并减少对高糖饮品的摄入。通过坚持健康点餐，她在一年内成功减掉了12公斤，并且在不放弃社交的情况下保持了减脂的成果。

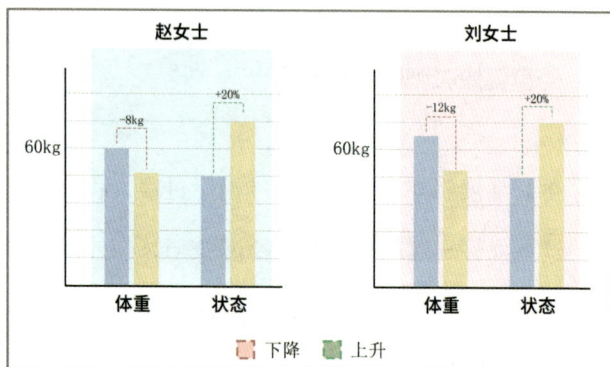

09

第九章

越吃越美丽——食物不仅让你瘦，还让你变美减肥通常被视为体重管理的目标，但越来越多的研究表明，**食物的选择不仅能帮助减脂，还能提升身体整体的美丽指数**。从皮肤的光泽到头发的光滑，再到指甲的坚韧，饮食中的营养素发挥着重要作用。你摄入的每一餐，不仅是为你的身体提供能量，还在默默影响着你的外在。

本章将深入探讨如何通过科学的饮食，在减肥的同时，保持皮肤的光泽、头发的光滑以及整体的健康。通过合理搭配食物，你不仅能实现"吃得瘦"，还可以达到"吃得美"的目标。

> 9.1 皮肤健康与饮食的关系

皮肤是身体的**最大器官**，它的健康和美丽与饮食有着密不可分的关系。**营养不良**、摄入过多的加工食品、缺乏维生素和矿物质，都会导致皮肤失去光泽、弹性下降，甚至产生皱纹、暗疮等问题。通过科学的饮食，可以有效改善皮肤状态，让你拥有光彩照人的容貌。

维生素C：抗氧化，减缓衰老

维生素C是强效的抗氧化剂，能够帮助皮肤对抗自由基的伤害，减少紫外线引起的老化问题。它还参与胶原蛋白的合成，帮助皮肤保持紧致与弹性。

推荐食物：橙子、猕猴桃、草莓、彩椒和西兰花等食物富含维生素C，可以提升皮肤的弹性，减少细纹。

维生素E：修复皮肤损伤，提升光泽

维生素E在保护皮肤免受氧化损伤方面起到了重要作用，它能够修复皮肤细胞，减少色素沉着，让皮肤更加光滑、有光泽。

推荐食物：坚果、杏仁、牛油果和橄榄油都是维生素E的极佳来源，能够帮助皮肤细胞恢复活力，提升整体光泽度。

Omega-3脂肪酸：减少炎症，保持水润

Omega-3脂肪酸能够帮助皮肤保持水分，减少干燥和炎症反应，特别是在冬季或干燥气候下，它可以有效防止皮肤干裂。

推荐食物：三文鱼、亚麻籽、核桃和鱼油等富含Omega-3的食物，能够帮助皮肤保持水润光滑，并减少痘痘和炎症。

维生素 C	维生素 E	Omega-3 脂肪酸
抗氧化，减缓衰老	**修复皮肤损伤，提升光泽**	**减少炎症，保持水润**
橙子　　草莓	坚果　　牛油果	三文鱼　　亚麻籽
猕猴桃　　彩椒	杏仁　　橄榄油	核桃　　鱼油
橙子、猕猴桃、草莓、彩椒和西兰花等食物富含维生素C，可以提升皮肤的弹性，减少细纹	坚果、杏仁、牛油果和橄榄油都是维生素E的极佳来源，能够帮助皮肤细胞恢复活力，提升整体光泽度	三文鱼、亚麻籽、核桃和鱼油等富含Omega-3的食物，能够帮助皮肤保持水润光滑，并减少痘痘和炎症

❯ 9.2 头发健康与饮食的关系

很多女性在减肥过程中常常会忽视头发的健康，导致头发变得干枯、易断、失去光泽。头发的健康状态与蛋白质、维生素和矿物质的摄入密切相关。合理摄入这些营养素，你会长出健康、浓密、富有光泽的头发。

角蛋白：头发的基础

头发的主要成分是角蛋白，而角蛋白本质上是一种蛋白质。因此，蛋白质的摄入量直接影响头发的生长和状态。如果缺乏蛋白质，头发会变得脆弱、易断，甚至出现脱发问题。

推荐食物：鸡胸肉、鱼类、豆类、鸡蛋、希腊酸奶等富含蛋白质的食物，能够为头发提供充足的营养，帮助其保持强韧和光泽。

铁：防止脱发

头发的健康离不开充足的血液循环，而铁是血红蛋白的重要组成部分，它负责将氧气输送到身体的各个部位，包括头皮。如果缺乏铁，可能会导致血液循环不畅，头发营养不良，最终引发脱发。

推荐食物：菠菜、红肉、豆类、南瓜子和藜麦都是铁的极佳来源，能够预防和减少脱发。

维生素B群：促进头发的生长

维生素B群，特别是维生素B7（生物素），在促进头发的生长和修复方面起到了至关重要的作用。缺乏生物素会导致头发变脆、断裂，甚至脱发。

推荐食物：鸡蛋、牛油果、坚果和全谷物富含维生素B群，能够促进头发健康生长，并降低头发的脆弱性。

蛋白质	铁	维生素 B 群
头发的基础	防止脱发	促进头发的生长
鸡胸肉　鱼类	菠菜　藜麦	坚果　牛油果
鸡蛋　豆类	红肉　豆类	鸡蛋　全谷物
鸡胸肉、鱼类、豆类、鸡蛋、希腊酸奶等富含蛋白质的食物，能够为头发提供充足的营养，保持其强韧和光泽	菠菜、红肉、豆类、南瓜籽和藜麦都是铁的极佳来源，能够预防和减少脱发	鸡蛋、牛油果、坚果和全谷物富含维生素B群，能够促进头发健康生长，并降低头发的脆弱性

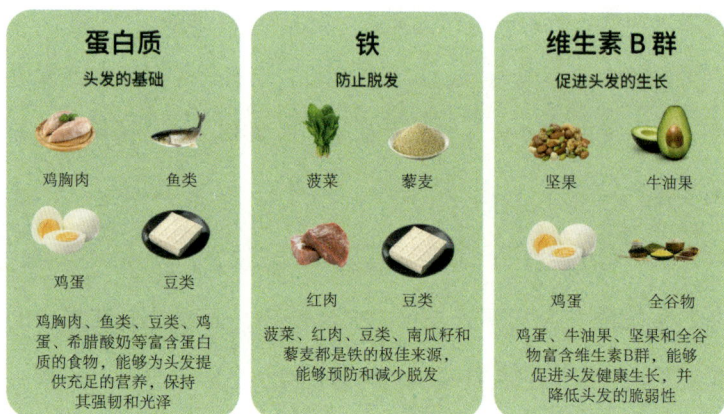

〉9.3 指甲健康与饮食的关系

健康的指甲应该坚韧、有光泽，不易断裂或起层。指甲的状态与身体的整体健康密切相关，而饮食中的某些营养素能够增强指甲的结构，防止其变脆或易断。

锌：促进指甲的生长

锌是人体内必不可少的微量元素，能够促进指甲细胞的生长和修复。缺锌会导致指甲出现白点、变脆，甚至生长缓慢。

推荐食物：南瓜子、牡蛎、牛肉和全谷物是锌的良好来源，能够促进指甲健康生长，减少变脆问题。

硅：增强指甲结构

硅对指甲的强度和弹性至关重要，缺乏硅会导致指甲变脆、容易断裂。

推荐食物：黄瓜、燕麦、菠菜和杏仁中含有丰富的硅，能够增强指甲的韧性。

蛋白质：提升指甲的韧性

指甲也是由蛋白质构成的，足够的蛋白质摄入对于保持指甲的坚韧非常重要。缺乏蛋白质会导致指甲薄弱、易断。

推荐食物：鱼类、鸡胸肉、豆类和蛋类富含蛋白质，能够使指甲保持坚韧。

锌 促进指甲的生长	**硅** 增强指甲结构	**蛋白质** 提升指甲的韧性
红肉　全谷物 牡蛎　南瓜籽 南瓜籽、牡蛎、牛肉和全谷物是锌的良好来源，能够促进助指甲健康生长，减少脆弱问题	黄瓜　燕麦 菠菜　杏仁 黄瓜、燕麦、菠菜和杏仁中含有丰富的硅，能够增强指甲的韧性	鸡胸肉　鱼类 鸡蛋　豆类 鱼类、鸡胸肉、豆类和蛋类富含蛋白质，能够使指甲保持坚韧

＞ 9.4 抗氧化食物与美丽的关系

抗氧化剂对保持皮肤、头发和指甲的健康至关重要，它们通过中和自由基，保护细胞免受氧化损伤，从而延缓衰老。下面深入探讨几类强效的抗氧化食物及其对美丽的具体贡献。

维生素A：保持皮肤弹性和健康

维生素A有助于细胞更新和修复，促进皮肤生成新的细胞，减少皱纹，保持皮肤光滑。它还能通过调节皮脂分泌，减少痤疮和粉刺。

推荐食物：胡萝卜、南瓜、甘薯、菠菜等富含维生素A，它能够使皮肤保持弹性，预防皱纹和痤疮。

番茄红素：对抗紫外线损伤

番茄红素是一种强效的抗氧化剂，能够帮助皮肤抵御紫外线的伤害，减少日晒引起的色素沉着和老化。它还能够促进皮肤自我修复，减少斑点和色素。

推荐食物：番茄、西瓜、粉红葡萄柚等含有丰富番茄红素，它能有效对抗阳光引起的皮肤损伤。

硒：增强免疫力，改善皮肤状态

硒是一种重要的矿物质，具有强抗氧化作用，能够帮助清除体内的自由基，保护细胞免受氧化应激的损伤。硒还能促进甲状腺健康，维持体内的激素平衡，从而间接改善皮肤、头发和指甲的状况。

推荐食物：巴西坚果、鸡蛋、蘑菇和鱼类含有丰富的硒，它能够保持身体的抗氧化能力，提升免疫力，改善整体外观。

维生素C：强化抗氧化防御

维生素C不仅能促进胶原蛋白的生成，增强皮肤的弹性，还能帮助身体中和自由基，减少紫外线和环境污染对皮肤的伤害。

推荐食物：橙子、柠檬、猕猴桃、草莓等含有大量维生素C，它能增强皮肤抵抗力，减少色斑和皱纹。

维生素E：抗氧化修复与细胞保护

维生素E在防止皮肤细胞老化方面有重要作用。它能够修复皮肤受损细胞，减缓皮肤老化的速度，并通过保湿作用帮助皮肤保持水分。

推荐食物：坚果、杏仁、葵花籽、牛油果等食物富含维生素E，它能提升皮肤的自然光泽，保护皮肤免受外部损伤。

维生素A
保持皮肤弹性和健康

胡萝卜　　菠菜

甘薯　　南瓜

胡萝卜、南瓜、甘薯、菠菜等富含维生素A，它能够使皮肤保持弹性，预防皱纹和痤疮

番茄红素
对抗紫外线损伤

西瓜　　粉红葡萄柚

番茄　　红萝卜

番茄、西瓜、粉红葡萄柚等含有丰富番茄红素，它能有效对抗阳光引起的皮肤损伤

硒
增强免疫力，改善皮肤状态

巴西坚果　　蘑菇

鸡蛋　　鱼类

巴西坚果、鸡蛋、蘑菇和鱼类含有丰富的硒，它能保持身体的抗氧化能力，提升免疫力，改善整体外观

维生素C
强化抗氧化防御

橙子　　草莓

猕猴桃　　柠檬

橙子、柠檬、猕猴桃、草莓等含有大量维生素C，它能增强皮肤抵抗力，减少色斑和皱纹

维生素E
抗氧化修复与细胞保护

坚果　　牛油果

杏仁　　葵花籽

坚果、杏仁、葵花籽、牛油果等食物富含维生素E，它能提升皮肤的自然光泽，保护皮肤免受外部损伤

❯ 9.5 水分与美丽的关系

除了食物中的营养素，水分也是保持美丽的重要因素。身体中的水分不仅能够维持体内各项生理功能，还对皮肤、头发和指甲的健康产生直接影响。

水分与皮肤健康

当身体缺乏水分时，皮肤会失去弹性，变得干燥，甚至出现细纹。充足的水分能够帮助皮肤保持水润，减少干纹和皱纹。

建议：每天摄入足够的水，尤其是在气候干燥或运动量较大的情况下，每日饮水量应保持在1.5至2升左右。适量饮用绿茶、柠檬水等低热量饮品，也能够增加水分摄入。

水分与头发健康

缺乏水分不仅影响皮肤，还会导致头发干枯、易断。头发的水分来自身体的内部，因此摄入足够的水分可以帮助头发保持光滑和柔软。

建议：除了直接饮水，摄入富含水分的水果和蔬菜，如西瓜、橙子、黄瓜等，也能帮助头发保持水润。

水分与指甲健康

当身体脱水时，指甲也会变得干燥、易断。保持足够的水分摄入可以帮助指甲保持坚韧，减少指甲分层和断裂。

建议：每日保持适量的水分摄入，并通过饮食补充富含水分的果蔬，帮助指甲维持健康状态。

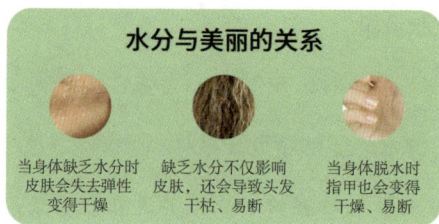

水分与美丽的关系

当身体缺乏水分时皮肤会失去弹性变得干燥　　缺乏水分不仅影响皮肤，还会导致头发干枯、易断　　当身体脱水时指甲也会变得干燥、易断

❯ 9.6　美容食谱：让你越吃越美丽

为了让理论更加具体和有可操作性，我为你提供一份美容食谱，帮助你通过饮食摄入充足的美容营养素，实现从内到外的美丽。以下是一份为期三天的美容餐单。

第一天：抗氧化日

早餐：燕麦粥+蓝莓+亚麻籽

蓝莓富含抗氧化剂，亚麻籽富含Omega-3脂肪酸，能够帮助皮肤保持弹性和光泽。

午餐：烤三文鱼+羽衣甘蓝沙拉+橄榄油柠檬汁

三文鱼富含Omega-3脂肪酸，羽衣甘蓝富含维生素C和抗氧化剂，橄榄油提供维生素E，帮助皮肤减少炎症，提升整体状态。

晚餐：清炒鸡胸肉+西兰花+糙米

鸡胸肉富含蛋白质，有助于头发和指甲生长，西兰花富含维生素C和膳食纤维，帮助维持皮肤健康。

健康小吃：一把杏仁+柠檬水

杏仁富含维生素E，有助于修复皮肤，保持光泽。

第二天：保湿日

早餐：希腊酸奶+香蕉+奇亚籽

希腊酸奶富含蛋白质，奇亚籽富含健康脂肪，帮助身体保持水分和弹性。

午餐：牛油果沙拉+烤鸡胸肉+南瓜子

牛油果富含健康脂肪，帮助皮肤锁住水分，南瓜子富含锌，帮助指甲生长。

晚餐：清蒸鳕鱼+蒸胡萝卜+紫薯

鳕鱼富含蛋白质和Omega-3脂肪酸，胡萝卜富含维生素A，帮助皮肤保持柔软光滑。

健康小吃：黄瓜片+绿茶

黄瓜富含水分，绿茶含有抗氧化剂，能够帮助皮肤减少氧化损伤。

第三天：弹性日

早餐：全麦吐司+牛油果+水煮蛋

牛油果和鸡蛋富含健康脂肪和蛋白质，帮助皮肤和头发保持弹性。

午餐：烤牛排+菠菜沙拉+葡萄

牛排富含铁，帮助提升血液循环，减少脱发问题，菠菜和葡萄富含抗氧化剂，帮助保持皮肤健康。

晚餐：豆腐炒西葫芦+胡萝卜+糙米

豆腐富含蛋白质和植物雌激素，帮助保持皮肤紧致，胡萝卜提供丰富的维生素A。

健康小吃：核桃+柠檬水

核桃富含Omega-3脂肪酸，帮助头发保持柔软光滑。

第一天：抗氧化日

早餐：燕麦粥+蓝莓+亚麻籽

午餐：烤三文鱼+羽衣甘蓝沙拉+橄榄油柠檬汁

晚餐：清炒鸡胸肉+西兰花+糙米

健康小吃：一把杏仁+柠檬水

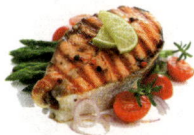

第二天：保湿日

早餐：希腊酸奶+香蕉+奇亚籽

午餐：牛油果沙拉+烤鸡胸肉+南瓜子

晚餐：清蒸鳕鱼+蒸胡萝卜+紫薯

健康小吃：黄瓜片+绿茶

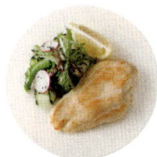

第三天：弹性日

早餐：全麦吐司+牛油果+水煮蛋

午餐：烤牛排+菠菜沙拉+葡萄

晚餐：豆腐炒西葫芦+胡萝卜+糙米

健康小吃：核桃+柠檬水

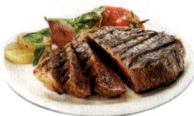

10

第十章

突破平台期，
保持动力与健康的技巧

减肥的旅程中，很多人会遇到一个令人沮丧的阶段——平台期。在减肥初期，体重可能会迅速下降，因为身体适应了热量赤字和新的运动计划。然而，随着时间的推移，体重下降的速度会逐渐减缓，甚至出现体重停滞的现象，这就是所谓的减肥平台期。

平台期的出现是因为**身体的适应性反应**，它意味着你的身体进入了能量消耗的"节约模式"，代谢率降低。因此，要想继续减肥，必须通过一些策略来打破这一"瓶颈"，同时保持良好的心态，避免因为短期体重波动而失去动力。

❭ 10.1　理解平台期的生理机制

平台期的出现是身体为了适应减少的热量摄入和运动量所做出的反应。通过了解平台期背后的生理机制，可以帮助你找到突破这一阶段的方法，并在这个过程中继续保持健康。

代谢适应性

当你减少热量摄入时，身体会做出反应，通过降低基础代谢率（BMR）来保存能量。起初，身体会通过燃烧脂肪来弥补热量缺口，但随着时间的推移，身体开始减少能量消耗，进入"节能模式"，从而导致减肥速度减缓甚至停滞。

如何应对：增加运动强度或改变运动种类，增加日常活动量（如步行、家务），可以有效提高代谢率，突破平台期。

肌肉流失的影响

减少热量摄入时，如果蛋白质摄入不足或运动强度不足，可能会导致肌肉流失。肌肉是维持代谢的关键，肌肉减少会进一步降低代谢率，从而影响减脂效果。

如何应对：增加蛋白质摄入，确保足够的力量训练，以保持肌肉质量，从而维持较高的代谢水平。

水分与体重波动

有时平台期并不是因为脂肪没有减少，而是水分滞留引起的体重波动。饮食中的盐分、碳水化合物的摄入量以及月经周期等因素，都会影响体内的水分平衡。

如何应对：确保每天摄入充足的水分，避免摄入过多的盐分和高糖食物，同时保持稳定的运动和饮食习惯，帮助身体平衡水分代谢。

理解平台期的生理机制

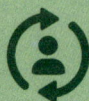

代谢适应性

增加运动强度或改变运动种类，增加日常活动量(如步行、家务)，可以有效提高代谢率，突破平台期

肌肉流失

增加蛋白质摄入，确保足够的力量训练，以保持肌肉质量，从而维持较高的代谢水平

水分与体重波动

确保每天摄入充足的水分，避免摄入过多的盐分和高糖食物，同时保持稳定的运动和饮食习惯，帮助身体平衡水分代谢

❯ 10.2 改变运动模式：打破平台期的关键

运动是突破平台期的重要手段之一。随着身体逐渐适应某种运动方式，你的卡路里消耗会逐渐减少。因此，改变运动的种类、强度和频率可以有效打破平台期，刺激身体重新进入减脂状态。

高强度间歇训练（HIIT）

HIIT是一种将高强度运动与低强度恢复交替进行的训练方式，能够在短时间内消耗大量热量，并促进运动后的代谢提升。这种训练方式不仅能有效燃烧脂肪，还能帮助你保持肌肉质量。

建议：每周进行两三次HIIT训练，时长在20—30分钟，可以有效提高你的心肺功能和代谢率。

力量训练：保持肌肉质量

力量训练不仅能增加肌肉质量，还能提高静息代谢率。肌肉消耗的热量比脂肪多，因此增加肌肉质量可以帮助你在平台期继续燃烧脂肪。

建议：每周进行两三次全身性的力量训练，重点锻炼大肌群，如腿部、背部和胸部，确保全身肌肉的平衡发展。

改变运动种类

如果你已经习惯了某种运动方式，身体会逐渐适应，卡路里消耗效率也会下降。通过改变运动种类（如从跑步改为游泳或骑行），可以给身体带来新的刺激，帮助打破平台期。

建议：每隔4—6周更换一次运动计划，尝试新的运动方式，如游泳、划船、瑜伽等。

增加日常活动量

除了定期运动，增加日常活动（如步行、站立、做家务）也是提升卡路里消耗的好方法。每天保持高水平的活动量，可以避免在平台期内进一步减少代谢率。

建议：每天至少进行10000步的步行，并增加日常的体力活动，如步行上下班、站立办公等。

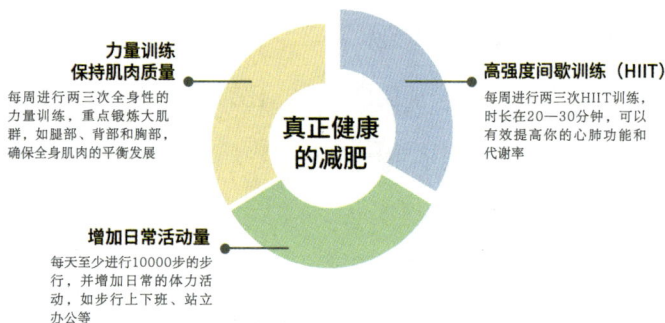

力量训练
保持肌肉质量
每周进行两三次全身性的力量训练，重点锻炼大肌群，如腿部、背部和胸部，确保全身肌肉的平衡发展

真正健康的减肥

高强度间歇训练（HIIT）
每周进行两三次HIIT训练，时长在20—30分钟，可以有效提高你的心肺功能和代谢率

增加日常活动量
每天至少进行10000步的步行，并增加日常的体力活动，如步行上下班、站立办公等

❯ 10.3　饮食调整：打破平台期的营养策略

在平台期，饮食的调整是至关重要的。虽然减肥需要维持热量赤字，但过度减少热量摄入会导致代谢率降低，因此，适当调整饮食结构可以帮助打破平台期。

周期性热量摄入（卡路里循环）

长期的低热量饮食会使身体适应低能量状态，从而降低基础代谢率。通过卡路里循环，即在某些日子提高热量摄入，然后回到低热量摄入状态，可以帮助重启代谢，突破平台期。

建议： 每周选择一两天增加500—700卡路里的摄入，摄入额外的优质碳水化合物和蛋白质，帮助身体摆脱低代谢状态。

增加蛋白质摄入

蛋白质能够促进肌肉生长和修复，同时增加饱腹感，防止暴食。高蛋白饮食还能提高食物热效应（TEF），即身体为了消化蛋白质所消耗的热量。

建议：每天每公斤体重摄入1.2—1.5克蛋白质，优质蛋白质来源包括鸡胸肉、鱼类、豆类、蛋类和低脂酸奶。

选择富含膳食纤维的食物

富含膳食纤维的食物能够增加饱腹感，减少进食量，同时帮助调节肠道健康。膳食纤维还能减缓碳水化合物的吸收，防止血糖急剧上升。

建议：增加蔬菜、水果、全谷物、豆类的摄入，每天摄入25—30克膳食纤维，帮助你在平台期内控制食欲。

补充健康脂肪

健康的脂肪（如Omega-3脂肪酸）不仅对心血管健康有益，还能调节体内激素，促进脂肪代谢。适量摄入健康脂肪有助于维持饱腹感，避免因饥饿导致的暴食。

建议：每天摄入适量的健康脂肪，如三文鱼、牛油果、坚果和橄榄油等，帮助保持体内的激素平衡和脂肪代谢。

卡路里循环	高蛋白饮食	膳食纤维	健康脂肪
藜麦　　燕麦	鸡胸肉　　鱼类	生菜　　草莓	坚果　　牛油果
鸡蛋　　牛肉	鸡蛋　　豆类	全谷物　　豆类	橄榄油　　三文鱼
每周选择一两天增加500~700卡路里的摄入，摄入额外的优质碳水化合物和蛋白质，帮助身体摆脱低代谢状态	每天每公斤体重摄入1.2~1.5克蛋白质，优质蛋白质来源包括鸡胸肉、鱼类、豆类、蛋类和低脂酸奶	增加蔬菜、水果、全谷物、豆类的摄入，每天摄入25~30克膳食纤维，帮助你在平台期内控制食欲	每天摄入适量的健康脂肪，如三文鱼、牛油果、坚果和橄榄油等，帮助保持体内的激素平衡和脂肪代谢

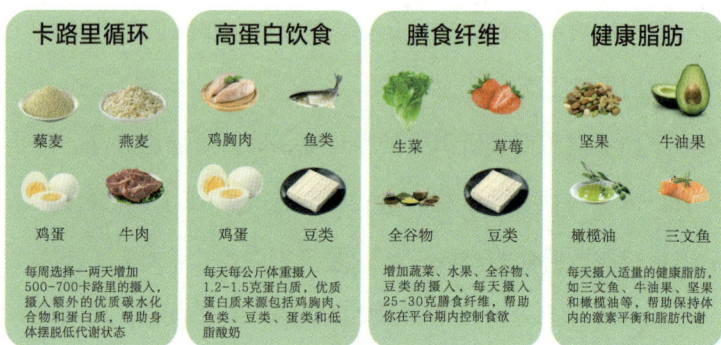

❯ 10.4　平台期的心理挑战：保持动力与心态

减肥平台期不仅要克服身体上的挑战，还要渡过心理上的难关。很多人在减肥的道路上停滞不前时感到挫败，容易失去动力，甚至放弃。然而，保持积极的心态和坚持不懈的努力，能够帮助你突破这一阶段。以下是一些保持心理健康、持续保持动力的具体策略。

专注于非体重目标

平台期的一个常见问题是体重变化不明显，很多人因此失去动力。然而，减肥过程中不仅是体重的变化，体脂率的下降、肌肉的增长、体型的改善都是积极的进展。因此，专注于这些非体重目标能够帮助你保持前进的动力。

建议：每周测量身体围度、体脂率，拍摄体型变化的照片，而不是只关注体重的变化。这些数据能更加直观地反映身体的改善，帮助你继续坚持。

设定小目标，逐步实现

在平台期中，设定过大的目标可能会让你感到沮丧，因此，设立一些可操作的小目标可以让你更加容易获得成就感。小目标的实现能够不断激励你，增强信心。

建议：每周设定一个具体的小目标，例如增加一次运动、每天多走2000步或多摄入一份蔬菜，通过完成这些目标来保持动力。

保持长期视角，接受波动

减肥是一个长期的过程，体重波动是正常现象，平台期也可能在减肥过程中多次出现。保持长期视角，接受身体的短期波动，才能避免在遇到困难时失去信心。

建议：将减肥视为一种生活方式，而不仅仅是短期目标，关注整体健康，而不是每一天的体重变化。

与他人分享进展，寻求支持

减肥平台期中的压力和沮丧感可以通过分享来缓解。与朋友、家人或减肥社群中的其他人分享你的进展和挑战，能够帮助你感受到支持和鼓励。

　　建议：加入一个减肥支持小组，或者与同样在减肥的朋友定期分享进展和心得，帮助自己保持动力。

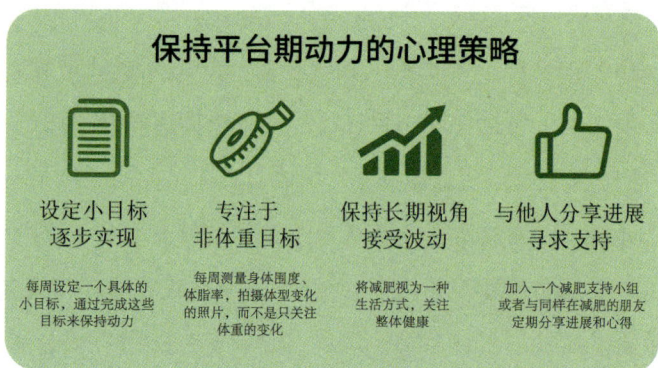

保持平台期动力的心理策略

设定小目标逐步实现
每周设定一个具体的小目标，通过完成这些目标来保持动力

专注于非体重目标
每周测量身体围度、体脂率，拍摄体型变化的照片，而不是只关注体重的变化

保持长期视角接受波动
将减肥视为一种生活方式，关注整体健康

与他人分享进展寻求支持
加入一个减肥支持小组或者与同样在减肥的朋友定期分享进展和心得

❯ 10.5　打破平台期的额外科学策略

　　除了运动和饮食调整，平台期还可以通过一些额外的科学策略来突破。这些策略适用于那些已经尝试了基本方法，但仍未取得突破进展的人。

间歇性断食（Intermittent Fasting）

　　间歇性断食是一种通过限制进食时间来调整代谢的饮食策略。它通过缩短每天的进食时间，帮助身体更好地利用脂肪作为能量来源，尤其适合在平台期中使用。

常见模式：

"16+8"法：每天将进食时间限制在8小时内，剩余16小时进行禁食。例如从中午12点开始进食，到晚上8点停止。

"5+2"法：每周选择2天摄入较低的热量，其他5天维持正常饮食。

建议：在开始间歇性断食前，确保自己能够适应此类饮食结构，并根据个人生活习惯选择适合的断食模式。

碳水循环法（Carb Cycling）

碳水循环法是一种通过调整每日碳水化合物摄入量来突破平台期的策略。在高碳水日，身体储存的糖原会增加，增强肌肉力量；而在低碳水日，身体会依赖脂肪作为主要能量来源，从而促进脂肪燃烧。

建议：每周选择两三天作为高碳水日，其余天数保持低碳水摄入，确保在平台期继续燃烧脂肪。

重新设定热量摄入目标

在减肥初期，热量赤字有助于快速减脂，但随着体重的下降，你的每日热量需求也会发生变化。因此，平台期可能是因为你未能根据新的体重和活动水平调整热量摄入。

建议：重新计算基础代谢率（BMR），并根据活动水平调整热量摄入，避免热量摄入过低或过高。

调节睡眠和压力

睡眠不足和压力过大会增加皮质醇的分泌，导致体重停滞甚至反弹。皮质醇是一种与储存脂肪有关的应激激素，尤其会促进腹部脂肪的增加。

建议：每天保持7—8小时的高质量睡眠，运用技巧来尝试放松，如冥想、瑜伽、深呼吸等，帮助减少压力，恢复激素平衡。

打破平台期的额外科学策略

间歇性断食

在开始间歇性断食前，确保自己能够适应此类饮食结构，并根据个人生活习惯选择适合的断食模式

碳水循环

每周选择两三天作为高碳水日，其余天数保持低碳水摄入

热量调整

重新计算基础代谢率（BMR），并根据活动水平调整热量摄入，避免热量摄入过低或过高

压力管理

每天保持7-8小时的高质量睡眠，帮助减少压力，恢复荷尔蒙平衡

❯ 10.6 平台期突破的成功案例

平台期是许多人减肥过程中的"拦路虎"，但通过坚持科学的方法，许多女性成功突破了平台期，达到了理想的体态。以下是几个成功突破平台期的减肥案例，展示了实际应用这些技巧的效果。

案例一：职场女性的间歇性断食成功经验

王女士是一位忙碌的职场女性，她在减肥初期成功减掉了10公斤，但在减肥的第5个月遇到了平台期，在减肥道路上停滞不前。她决定尝试间歇性断食的"16+8"模式，将每日进食时间限制在8小时内。通过这种方式，她在接下来的两个月里重新启动了脂肪燃烧，最终成功突破平台期，达到了目标体重。

案例二：碳水循环法突破平台期

刘女士在进行低碳水化合物饮食时，体重快速下降，但在3个月后遇到了平台期。她通过碳水循环法调整了饮食结构，每周选择2天高碳水摄入，剩余5天保持低碳水摄入。在这种饮食模式下，她成功打破平台期，持续减脂。

案例三：睡眠调节与力量训练相结合的成功经验

李女士在减肥的过程中，虽然保持了良好的饮食习惯，但平台期的出现让她感到困惑。在分析了生活习惯后，她发现自己长期处于高压力和睡眠不足的状态。通过改善睡眠质量，并增加每周两次的力量训练，她的体重再次开始下降，并且整体身体状态也得到了改善。

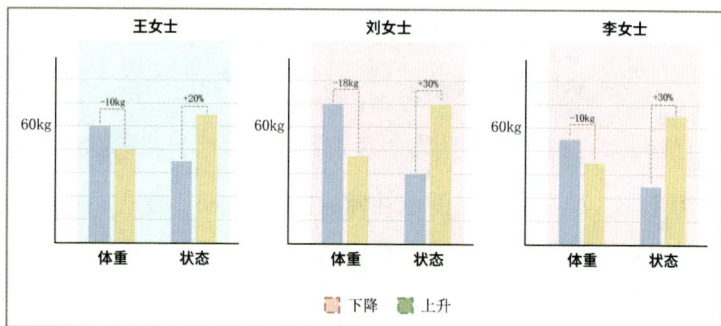

/ 结语：瘦下来不是终点，而是新的开始

恭喜你！你已经走过了这段充满挑战和收获的旅程，从开始的迷茫与困惑，到逐渐掌握科学的减肥知识，终于找到了属于自己的健康之道。然而，这段旅程远未结束，实际上，瘦下来只是旅程的开始，真正的挑战与精彩正等待着你去迎接！

通过这本书，你不仅学会了如何在减肥过程中避免误区、如何科学地搭配饮食、如何在平台期保持动力，还明白了健康与美丽是一种可以持续维护的生活方式。你不再是那个对食物感到畏惧的你，也不再是那个在体重波动时感到迷失的你。现在的你，拥有了智慧与自信，不仅能掌控体重，还能掌控生活的方方面面。

从"减肥"到"健康"：这一旅程是一个人生的蜕变

回想你最初踏上这段旅程的初衷，可能是因为某天站在镜子前，突然意识到自己的体态已不如从前，或是因为一次体检报告，提醒你身体的某些指标出现了危险信号。无论你的动机是什么，能够下定决心踏上减肥的旅程，已经是一件令人敬佩的事情。减肥并不是一件轻松的事，它需要坚持、耐心、勇气和智慧，而你做到了！

在整个过程中，你逐步认识到，减肥并不等同于"少吃"或"盲目运动"，而是通过科学的方法，重新认识身体的运作机制。你学会了如何聪明地吃、如何科学地动，并且意识到身体的健康和美丽并非对立的概念，而是相辅相成的结果。你不再通过节食来逼迫自己减轻体重，而是通过营养均衡的饮食来滋养你的身体，通过适度的运动来让自己变得更强壮、更有活力。

打破旧有观念，迎接全新的自我

曾几何时，我们被各种错误的观念和陈旧的减肥方法束缚，认为"瘦才是美""少吃才能瘦"。这些错误的观念让我们陷入了不健康的循环，甚至让我们的身体和心理健康受损。但现在，你已经打破了这些旧有的观念，通过科学的知识，建立了正确的饮食与运动习惯。

你明白了，吃得对比**吃得少重要得多，动得科学**比动得多有效得多。你学会了倾听自己身体的需求，不再盲目跟随所谓的"速效减肥法"，而是根据自己的实际情况，制定适合自己的健康生活方式。你不再为了短期的体重变化而焦虑，也不再因为体重波动而失去信心。相反，你学会了从容面对每一天的身体变化，懂得了如何用**积极的心态**来对待这一切。

健康是一场没有终点的旅程

瘦下来并不意味着你已经完成了这场挑战，它只是一个新旅程的开始。你所做的一切，不仅是为了达到某个体重数字，而是为了让自己拥有**更长久的健康和幸福**。体重可能会随着时间而波动，但你的**健康生活方式**将成为你一生中最宝贵的财富。

健康不仅仅是体重表上的数字，它更是你每日的状态。你会发现，瘦下来的最大收获不仅仅是外形的改变，而是你身体的各个方面都变得更好了：**睡眠质量提高了，精力更充沛了，情绪更稳定了，生活中的每一刻都更加充满活力和自信**。健康的体态让你更加自在地面对工作、家庭和社交生活，你不再为身体状况发愁，而是以积极的姿态享受每一天。

永远不要停止进步

或许现在，你已经达到了自己的目标体重，但请记住，健康是一场永不停步的旅程。这意味着你需要继续保持这份对自己身体的关注，继续保持这种健康的饮食习惯和规律的运动方式。这不仅仅是为了保持身材，更是为了让你在未来的日子里，能够拥有更好的健康状态，享受生活的每一个瞬间。

记住，生活中的每一天都是你身体的表现舞台，你在这场演出中扮演的角色，远比你想象的更为重要。无论你是刚刚踏上健康之路，还是已经取得了显著的成果，都不要停下脚步。永远不要停止对健康的追求，因为你的身体是你一生中最值得珍惜的资产。

自信与自爱：最强大的内在力量

除了外在的健康与美丽，这段旅程也教会了你最重要的一课：自信与自爱。无论体重是多少，最重要的是你如何看待自己。你通过这段旅程学会了接纳自己的身体，懂得了如何以温和、耐心的方式对待自己。你明白了，身体并不是一件需要苛求完美的"物品"，而是你生命中最重要的伙伴。

自信并不是来源于瘦了多少斤，而是来源于你对自己健康生活方式的坚持，以及对身体状况的掌控。自爱不仅仅是外表的改变，更是你从内而外对自己全面的关心与呵护。它体现在你每天为自己选择的食物，体现在你为自己设定的健康目标，体现在你努力为自己创造的生活环境。正是这种自信与自爱的力量，让你在这场减肥旅程中不断前行，不断超越自己。

未来的路上，继续拥抱健康与美丽

在未来的日子里，无论你面对怎样的挑战，请始终记得，健康的生活方式是你最有力的武器。你已经学会了如何通过食物滋养自己，如何通过运动强壮身体，如何通过良好的心态管理情绪。这些不仅仅是减肥的工具，更是你一生中用来维护健康、保持美丽的宝贵技能。

瘦下来并不是终点，它只是你美丽新生活的开始。在未来的日子里，继续拥抱这种健康的生活方式，它会为你带来无尽的美丽与力量。你会发现，生活中的每一天，自己都比昨天更健康、更美丽、更自信。无论是站在镜子前欣赏自己的身影，还是在日常生活中感受身体的强壮与活力，你都能够从这场旅程中获得前所未有的满足感。

所以，记住：瘦下来不是终点，而是一个全新的开始。从现在起，继续为你的健康与美丽努力吧，你将会看到一个更好、更强大、更美丽的自己！

/ 附录

带*号的是断食日，可以换成周一和周四作为断食日

正常日的早餐：二两主食加一个蛋加一杯牛奶；

午餐：三两主食加二两肉加半斤蔬菜；

晚餐：二两主食加二两肉加半斤蔬菜；

加餐可以吃一个水果，晚上11点睡觉；

断食日的早餐：一个蛋加一杯牛奶；

午餐：三两肉加半斤蔬菜；

晚餐：二两肉加半斤蔬菜；

晚上11点睡觉，一个蛋可以替代一两肉。

多喝水，最好每天2500毫升以上水；加餐在下午饿的时候吃。

星期一

早餐：全麦吐司2片+水煮蛋1颗+牛奶1杯
　　　250大卡[①]　　60大卡　　160大卡

午餐：紫薯100克+煎牛排100克+炒西兰花250克
　　　106大卡　　200大卡　　140大卡

晚餐：娃娃菜200克+青椒炒肉150克+糙米饭100克
　　　50大卡　　230大卡　　120大卡

加餐：玉米1根
　　　200大卡

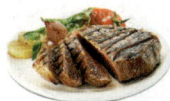

★星期二

早餐：隔夜燕麦1碗
　　　280大卡

午餐：香煎鸡排150克+凉拌黄瓜250克
　　　240大卡　　80大卡

晚餐：番茄炒蛋150克+青椒炒豆芽300克
　　　150大卡　　120大卡

加餐：苹果1个
　　　80大卡

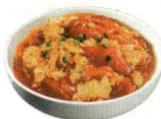

星期三

早餐：香菇菜包2个+豆浆一杯+坚果10克
　　　252大卡　　90大卡　　50大卡

午餐：芹菜炒牛肉150克+糙米饭150克+木耳炒菠菜200克
　　　150大卡　　180大卡　　80大卡

晚餐：凉拌菠菜250克+煎虾饼100克+南瓜100克
　　　63大卡　　150大卡　　90大卡

加餐：梨1个
　　　100大卡

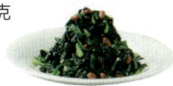

星期四

早餐：鸡蛋三明治1份+咖啡一杯+坚果10克
　　　310大卡　　10大卡　　50大卡

午餐：清炒时蔬300克+香菇滑鸡150克+荞麦面1份
　　　120大卡　　220大卡　　110大卡

晚餐：手撕包菜200克+芦笋虾仁150克+紫薯100克
　　　80大卡　　160大卡　　106大卡

加餐：香蕉1根
　　　120大卡

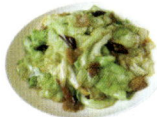

① 1大卡=1000卡，约为4186焦耳。

★星期五

早餐：水煮蛋1颗+豆浆一杯
　　　60大卡　　　90大卡

午餐：牛排100克+冬瓜娃娃菜300克
　　　200大卡　　　100大卡

晚餐：凉拌黄瓜150克+香煎龙利鱼100克
　　　40大卡　　　130大卡

加餐：蓝莓100克
　　　57大卡

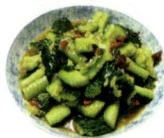

星期六

早餐：可颂1个+无糖酸奶1杯
　　　250大卡　　110大卡

午餐：荞麦面1份+荷塘小炒300克+鸡蛋1颗
　　　110大卡　　　240大卡　　60大卡

晚餐：空心菜炒鸡肉300克+南瓜100克
　　　260大卡　　　　90大卡

加餐：橘子1个
　　　50大卡

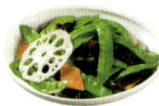

星期日

早餐：全麦吐司2片+午餐肉一片+牛奶一杯
　　　250大卡　　　98大卡　　　160大卡

午餐：蚝油生菜200克+黄瓜炒鸡胸肉200克+蒸红薯150克
　　　100大卡　　　160大卡　　　150大卡

晚餐：红薯100克+丝瓜炒蛋200克+娃娃菜200克
　　　100大卡　　210大卡　　　50大卡

加餐：圣女果100克
　　　22大卡

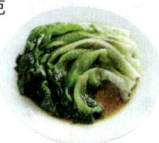

星期一

早餐：牛奶燕麦片1杯+坚果10克
　　　290大卡　　　50大卡

午餐：蒸红薯100克+番茄牛肉250克+凉拌黄瓜200克
　　　100大卡　　190大卡　　50大卡

晚餐：土豆牛肉250克+西兰花250克
　　　260大卡　　　140大卡

加餐：梨1个
　　　100大卡

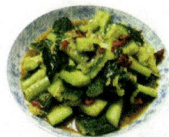

★星期二

早餐：隔夜燕麦1碗
　　　280大卡

午餐：白灼虾150克+炒芹菜300克
　　　150大卡　　100大卡

晚餐：去皮鸡腿150克+黄瓜一根
　　　250大卡　　　30大卡

加餐：蓝莓100克
　　　57大卡

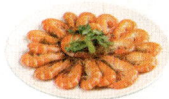

星期三

早餐：全麦吐司2片+水煮蛋1颗+牛奶1杯
　　　250大卡　　60大卡　　160大卡

午餐：番茄肉酱面1份+青菜炒香菇200克
　　　380大卡　　　80大卡

晚餐：南瓜100克+苦瓜炒蛋200克+手撕包菜200克
　　　90大卡　　200大卡　　80大卡

加餐：玉米1根
　　　200大卡

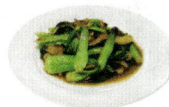

星期四

早餐：全麦吐司2片+午餐肉一片+豆浆一杯
　　　250大卡　　98大卡　　90大卡

午餐：紫薯100克+卤牛肉100克+炒青菜250克
　　　106大卡　　150大卡　　100大卡

晚餐：娃娃菜豆腐粉丝煲250克+丝瓜炒蛋200克
　　　250大卡　　　　130大卡

加餐：香蕉1根
　　　120大卡

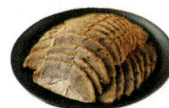

星期五★

早餐：水煮蛋1颗+豆浆一杯
　　　60大卡　　　90大卡

午餐：鸡排100克+醋溜娃娃菜300克
　　　180大卡　　100大卡

晚餐：彩椒炒牛肉150克+番茄炒蛋200克
　　　100大卡　　　　180大卡

加餐：苹果1个
　　　80大卡

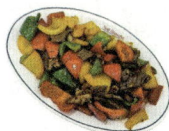

星期六

早餐：隔夜燕麦1碗
　　　280大卡

午餐：糙米饭100克+鸡蛋抱豆腐200克+蚝油生菜200克
　　　120大卡　240大卡　　100大卡

晚餐：洋葱炒蛋300克+玉米100克
　　　250大卡　　120大卡

加餐：橘子1个
　　　50大卡

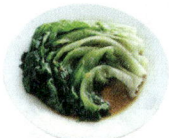

星期日

早餐：鸡蛋三明治1份+咖啡一杯+坚果10克
　　　310大卡　　10大卡　50大卡

午餐：芹菜炒牛肉150克+糙米饭100克+木耳炒菠菜200克
　　　150大卡　　120大卡　80大卡

晚餐：炒青菜250克+芦笋虾仁200克+紫薯100克
　　　100大卡　210大卡　106大卡

加餐：圣女果100克
　　　22大卡

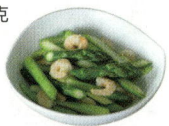

星期一

早餐：全麦吐司2片+水煮蛋1颗+牛奶1杯
250大卡　　　60大卡　　160大卡

午餐：紫薯150克+凉拌鸡丝100克+手撕包菜300克
160大卡　　　160大卡　　　110大卡

晚餐：炒青菜200克+青椒炒蛋250克+糙米饭100克
80大卡　　　250大卡　　　120大卡

加餐：玉米1根
200大卡

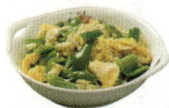

★星期二

早餐：隔夜燕麦1碗
280大卡

午餐：香煎鸡排100克+凉拌黄瓜300克
160大卡　　　80大卡

晚餐：肉末豆腐300克
250大卡

加餐：苹果1个
80大卡

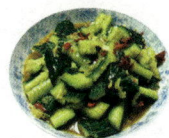

星期三

早餐：鸡蛋1个+全麦面包2片+牛奶1杯
60大卡　　250大卡　　160大卡

午餐：小炒黄牛肉150克+糙米饭100克+凉拌茄子250克
200大卡　　　120大卡　　　90大卡

晚餐：凉拌菠菜250克+椒盐土豆鸡丁300克
60大卡　　　320大卡

加餐：橘子1个
50大卡

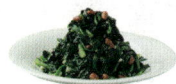

星期四

早餐：鸡蛋三明治1个+咖啡1杯+坚果10克
310大卡　　10大卡　　50大卡

午餐：黄瓜炒鸡丁300克+荞麦面1份+蚝油生菜100克
200大卡　　　110大卡　　　50大卡

晚餐：玉米150克+白菜豆腐煲300克
180大卡　　　100大卡

加餐：香蕉1根
120大卡

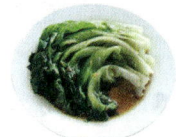

★星期五

早餐：水煮蛋1颗+牛奶一杯
　　　60大卡　　160大卡

午餐：牛排100克+冬瓜娃娃菜250克
　　　200大卡　　　80大卡

晚餐：虾仁滑蛋250克
　　　260大卡

加餐：蓝莓100克
　　　57大卡

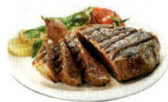

星期六

早餐：可颂1个+无糖酸奶1杯+坚果10克
　　　250大卡　　110大卡　　50大卡

午餐：荞麦面1份+木须肉200克+菠菜100克
　　　110大卡　　300大卡　　28大卡

晚餐：萝卜丝蛋汤300克+土豆丝150克
　　　120大卡　　　　150大卡

加餐：梨1个
　　　100大卡

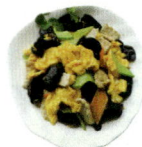

星期日

早餐：全麦吐司2片+午餐肉1片+豆浆1杯
　　　250大卡　　98大卡　　90大卡

午餐：香煎鸡胸肉150克+蒸红薯150克+上汤娃娃菜200克
　　　200大卡　　150大卡　　150大卡

晚餐：清炒时蔬200克+黑椒牛柳200克+糙米饭100克
　　　80大卡　　260大卡　　120大卡

加餐：圣女果100克
　　　22大卡

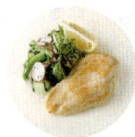

星期一

早餐：鸡蛋三明治1个+咖啡1杯+坚果10克
　　　310大卡　　　10大卡　　50大卡

午餐：青椒炒蛋200克+香菇滑鸡150克+荞麦面1份
　　　200大卡　　　200大卡　　　110大卡

晚餐：凉拌菠菜250克+低脂手撕鸡100克+糙米饭100克
　　　63大卡　　　　140大卡　　　　120大卡

加餐：香蕉1根
　　　120大卡

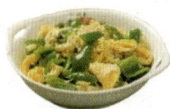

★星期二

早餐：隔夜燕麦1碗
　　　280大卡

午餐：去皮鸡腿100克+蒜蓉西兰花300克
　　　160大卡　　　150大卡

晚餐：蚝油生菜250克+香煎龙利鱼100克
　　　120大卡　　　150大卡

加餐：草莓100克
　　　32大卡

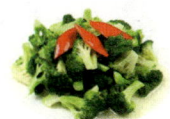

星期三

早餐：香菇菜包2个+豆浆1杯
　　　252大卡　　90大卡

午餐：红薯100克+清蒸鲈鱼150克+炒西兰花250克
　　　100大卡　　160大卡　　　140大卡

晚餐：炒油麦菜250克+芦笋虾仁150克+糙米饭100克
　　　100大卡　　　160大卡　　　120大卡

加餐：梨1个
　　　100大卡

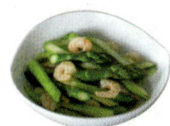

星期四

早餐：全麦吐司2片+水煮蛋1颗+牛奶1杯
　　　250大卡　　60大卡　　160大卡

午餐：芹菜炒牛肉150克+糙米饭100克+菠菜炒鸡蛋200克
　　　150大卡　　　120大卡　　　190大卡

晚餐：香煎鸡排100克+凉拌莴笋200克+蒸土豆100克
　　　160大卡　　　70大卡　　　70大卡

加餐：玉米1根
　　　200大卡

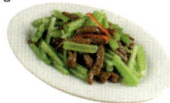

★星期五

早餐：水煮蛋1颗+牛奶一杯
　　　　60大卡　　　160大卡

午餐：韭菜鸭血200克+白菜豆腐煲300克
　　　　180大卡　　　　100大卡

晚餐：拍黄瓜200克+番茄炒蛋200克
　　　　70大卡　　　　180大卡

加餐：苹果1个
　　　　80大卡

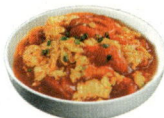

星期六

早餐：全麦吐司2片+午餐肉1片+豆浆1杯
　　　　250大卡　　　98大卡　　　90大卡

午餐：荞麦面1份+香菇西兰花200克+尖椒炒鸡150克
　　　　110大卡　　　80大卡　　　　180大卡

晚餐：凉拌包菜荷包蛋150克+空心菜炒鸡肉200克+南瓜100克
　　　　140大卡　　　　190大卡　　　　90大卡

加餐：橘子1个
　　　　50大卡

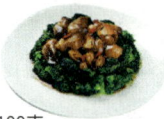

星期日

早餐：全麦欧包1个+无糖酸奶1杯
　　　　260大卡　　　110大卡

午餐：黄瓜炒鸡胸肉200克+蒸红薯150克
　　　　160大卡　　　　150大卡

晚餐：丝瓜炒蛋200克
　　　　210大卡

加餐：西柚100克
　　　　33大卡

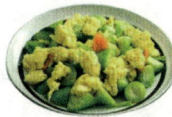

第一天	第一餐：香菜牛肉150克+蚝油生菜250克+糙米饭一拳 　　　　150大卡　　　　120大卡 第二餐：韭菜炒鸡蛋150克+辣炒卷心菜200克+半根玉米 　　　　150大卡　　　　140大卡　　　　100大卡
第二天	第一餐：去皮烤鸡腿100克+清炒油麦菜300克+糙米饭一拳 　　　　120大卡　　　　120大卡　　　　165大卡 第二餐：凉拌虾仁100克+辣炒空心菜200克+贝贝南瓜100克 　　　　130大卡　　　　100大卡　　　　90大卡
第三天	第一餐：全麦吐司2片+鸡蛋1个+咖啡一杯 　　　　250大卡　　60大卡　　10大卡 第二餐：水煮鱼片少油版150克+清炒菠菜200克+糙米饭一拳 　　　　200大卡　　　　50大卡　　　　120大卡
第四天	第一餐：燕麦40克+牛奶一杯+圣女果100克 　　　　135大卡　　160大卡　　22大卡 第二餐：酸汤豆花肥牛150克+玉米糁米饭一拳+凉拌菠菜200克 　　　　290大卡　　　　130大卡　　　　50大卡
第五天	第一餐：去皮鸭腿100克+清炒西兰花200克+半根玉米 　　　　200大卡　　　　110大卡　　　　100大卡 第二餐：无米番茄烩饭200克+黄瓜一根 　　　　215大卡　　　　30大卡
第六天	第一餐：芦笋炒虾仁100克+凉拌秋葵200克+糙米饭一拳 　　　　105大卡　　　　100大卡　　　　120大卡 第二餐：鸡蛋抱豆腐150克+辣炒土豆丝100克 　　　　180大卡　　　　125大卡
第七天	第一餐：鸡蛋三明治+坚果一小把+咖啡一杯 　　　　310大卡　　60大卡　　10大卡 第二餐：青椒肉丝100克+凉拌菠菜200克+糙米饭一拳 　　　　208大卡　　　　50大卡　　　　120大卡

第八天

第一餐：香煎龙利鱼100克+木耳炒菠菜200克+糙米饭一拳
　　　　150大卡　　　　80大卡　　　　120大卡

第二餐：番茄鸡蛋汤一碗+半根玉米
　　　　120大卡　　　100大卡

第九天

第一餐：红薯100克+蒸鸡蛋一碗
　　　　99大卡　　　150大卡

第二餐：虾仁炒蛋100克+凉拌黄瓜200克+糙米饭一拳
　　　　140大卡　　　50大卡　　　　120大卡

第十天

第一餐：酸奶燕麦一碗+蓝莓100克
　　　　280大卡　　　57大卡

第二餐：黄焖鸡少油去皮150克+辣炒圆白菜200克
　　　　270大卡　　　　　　100大卡

第十一天

第一餐：半根玉米+牛奶一杯+鸡蛋
　　　　100大卡　160大卡　60大卡

第二餐：洋葱炒牛肉100克+荷塘小炒200克+蒸土豆100克
　　　　120大卡　　　160大卡　　　70大卡

第十二天

第一餐：全麦面包两片+咖啡一杯+午餐肉一片
　　　　250大卡　　10大卡　　98大卡

第二餐：麻婆豆腐少盐少油版150克+清炒笋丝200克+糙米饭一拳
　　　　160大卡　　　　　　50大卡　　　120大卡

第十三天

第一餐：牛奶燕麦一碗+香蕉一根
　　　　290大卡　　　120大卡

第二餐：土豆牛腩200克+紫菜蛋汤一碗
　　　　380大卡　　　50大卡

第十四天

第一餐：辣椒炒蛋150克+半根玉米+白灼生菜200克
　　　　180大卡　　100大卡　40大卡

第二餐：鲜虾鸡肉饼100克+蒸南瓜100克
　　　　180大卡　　　30大卡

第十五天

第一餐：山药胡萝卜玉米汤一碗
220大卡

第二餐：彩椒炒肉片100克+包菜炒鸡蛋150克+糙米饭一拳
150大卡　　　　160大卡　　　　120大卡

第十六天

第一餐：卤牛肉100克+荞麦面100克+豆芽炒青椒200克
150大卡　　　110大卡　　　80大卡

第二餐：白灼大虾100克+番茄炒蛋150克+蒸土豆75克
100大卡　　　150大卡　　　50大卡

第十七天

第一餐：碱水面包1个+鸡蛋1颗+咖啡一杯
250大卡　　60大卡　　10大卡

第二餐：牛排蔬菜沙拉一份
350大卡

第十八天

第一餐：杂粮粥150克+鸡蛋1颗
180大卡　　60大卡

第二餐：芹菜炒午肉150克+香菇西蓝花200克+半根玉米
150大卡　　　80大卡　　　100大卡

第十九天

第一餐：鸡蛋三明治1个+牛奶一杯
310大卡　　　160大卡

第二餐：芦笋虾仁150克+冬瓜汤一碗+糙米饭一拳
160大卡　　50大卡　　120大卡

第二十天

第一餐：麦当劳减脂早餐一份
300大卡

第二餐：三文鱼能量婉（外卖）
350大卡

第二十一天

第一餐：红薯100克+鸡蛋1个+清炒菜心200克
99大卡　　60大卡　　70大卡

第二餐：丝瓜炒蛋150克+炒苋菜200克+半根玉米
160大卡　　70大卡　　100大卡

第二十二天
第一餐：辣炒豌豆苗200克+干煎牛排100克+糙米饭一拳
　　　　80大卡　　　　200大卡　　　　120大卡
第二餐：清蒸鲈鱼150克+辣炒土豆丝100克
　　　　160大卡　　　　110大卡

第二十三天
第一餐：全麦吐司2片+午餐肉1片+咖啡一杯
　　　　250大卡　　　98大卡　　　10大卡
第二餐：冬瓜玉米汤一碗+去皮烤鸡腿100克
　　　　120大卡　　　　165大卡

第二十四天
第一餐：贝果1个+无糖酸奶一杯+圣女果100克
　　　　180大卡　　　110大卡　　　22大卡
第二餐：双椒鸡腿饭150克+清炒西兰花200克
　　　　230大卡　　　　110大卡

第二十五天
第一餐：黄瓜炒鸡丁150克+青椒豆腐干150克+糙米饭一拳
　　　　120大卡　　　　180大卡　　　　120大卡
第二餐：干煎牛排+牛油果+小土豆+小番茄+鸡蛋一份300克
　　　　　　　　　　　　350大卡

第二十六天
第一餐：照烧鸡腿肉（去皮少盐）100克+凉拌菠菜200克+糙米饭一拳
　　　　200大卡　　　　　　　　50大卡　　　　120大卡
第二餐：裙带菜鸡蛋汤一碗+半根玉米
　　　　160大卡　　　　100大卡

第二十七天
第一餐：青椒炒豆芽200克+鸡蛋抱豆腐150克+蒸南瓜75克
　　　　80大卡　　　　180大卡　　　　25大卡
第二餐：焖锅一锅出：玉米+西兰花+去皮鸡腿肉+小番茄+胡萝卜+蘑菇共300克
　　　　340大卡

第二十八天
第一餐：牛奶燕麦片一杯+鸡蛋1个
　　　　290大卡　　　　60大卡
第二餐：牛肉炒口蘑150克+手撕包菜200克+半根玉米
　　　　200大卡　　　　80大卡　　　　100大卡